Dr. med. Vera Zylka-Menhorn

Blutwerte verstehen

- Was das Blut über die Gesundheit verrät
- Welche Werte normal sind
- Was die Abkürzungen bedeuten
- Wie die Laborwerte beeinflusst werden
- Welche Untersuchungen sinnvoll sind: von Cholesterin bis Tumormarker

Gesundheit mit der Apotheke

GOVI

Die Autorin

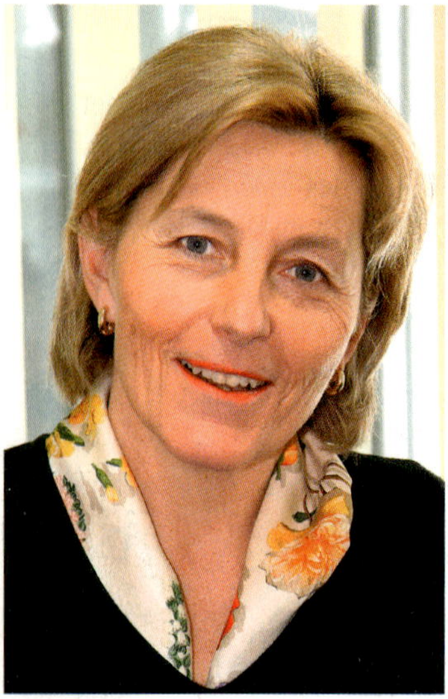

Dr. med. Vera Zylka-Menhorn arbeitet seit vielen Jahren als Medizin- und Wissenschaftsjournalistin in Köln. Nach der Facharztausbildung als Anästhesistin an der dortigen Universitätsklinik leitete sie von 1986 bis 1990 die Medizinredaktion der Tageszeitung „Die Welt".
Dr. Zylka-Menhorn schreibt seither für die Neue Apotheken Illustrierte sowie für verschiedene Fachzeitschriften und Tageszeitungen medizinische Beiträge. Seit 1994 gehört sie außerdem der Redaktion „Deutsches Ärzteblatt" an, daneben moderiert sie regelmäßig Pressekonferenzen und Vortragsveranstaltungen. Zu den weiteren Aufgaben zählte ein Lehrauftrag der Universität Bochum über Medizinjournalismus.

Zu diesem Buch

Liebe Leserin, lieber Leser,

die Laboratoriumsmedizin (Klinische Chemie) ist ein dynamischer Fachbereich, der in den letzten Jahren zahlreiche Veränderungen erfahren hat. Da die Messmethoden immer spezifischer werden, können Risikoprofile und Erkrankungen der Patienten eindeutiger bestimmt werden.

Zu den Veränderungen gehört eine internationale Vereinheitlichung der Temperatur für die Bestimmung der so genannten Serumenzyme. Da alle Enzymaktivitäten seit 2003 einheitlich bei 37 °C statt wie früher bei 25 °C gemessen werden, haben sich die Normwerte für einige Parameter verändert. Dazu gehören Alkalische Phosphatase (AP), AST = GOT, ALT = GPT, Gamma-GT (GGT) und Creatinkinase (CK, CK-MB).

Allerdings existieren fünf verschiedene – gültige – Bestimmungsmethoden. Dies hat zur Folge, dass die Konzentrationsangaben zwischen einzelnen Laboratorien deutlichen Schwankungen unterliegen können. Die in diesem Buch angegebenen Werte beruhen auf einer dreijährigen Erfahrung mit 37 °C-Methoden und werden von der Deutschen Gesellschaft für Klinische Chemie und Laboratoriumsmedizin (DGKL) derzeit als Konsensuswerte empfohlen.

Die großen amerikanischen und europäischen Fachgesellschaften haben für einige Blutparameter niedrigere – an das individuelle Krankheitsrisiko angepasste – Zielwerte formuliert. Doch wie soll man als Betroffener oder Interessierter mit dieser Informationsfülle umgehen? Das vorliegende Buch möchte Ihnen hierbei eine Orientierungshilfe sein.

Danke für Ihr Interesse und bleiben – oder werden – Sie gesund!

Ihre Vera Zylka-Menhorn

Köln, im Mai 2006

Inhalt

Maßeinheiten und Symbole in diesem Buch

mol	Mol = definierte Stoffmenge von Atomen, Molekülen, Ionen oder Elektronen
mmol	Millimol = tausendstel Mol
µmol	Mikromol = millionstel Mol
g	Gramm
mg	Milligramm = tausendstel Gramm
µg	Mikrogramm = millionstel Gramm
ng	Nanogramm = milliardstel Gramm
l	Liter = 1000 ml
dl	Deziliter = zehntel Liter = 100 ml
ml	Milliliter = tausendstel Liter, Kubikzentimeter
µl	Mikroliter = millionstel Liter
m	Meter
nm	Nanometer = milliardstel Meter
mmHg	Millimeter Quecksilbersäule = Druckeinheit für den Blutdruck
mm^3	Kubikmillimeter, Mikroliter
U	Units = Einheiten
°C	Grad Celsius
%	Prozent
<	kleiner = unter
≤	kleiner gleich = bis
>	größer = über

Alle in diesem Werk enthaltenen Tabellen und Angaben wurden vom Autor und dem Verlag auf das Sorgfältigste recherchiert. Gleichwohl sind Druckfehler und sonstige Falschangaben trotz Überprüfung nicht immer und überall auszuschließen. In solchen Fällen übernehmen weder Verlag noch Autor die Haftung.

Blutwerte im Überblick

Das Blut ist der Lebensstrom, der alle Organe und Zellverbände mit Sauerstoff und Nährstoffen versorgt; außerdem transportiert es Zellen, Auf- und Abbauprodukte des Stoffwechsels, Hormone sowie Eiweiße mit den unterschiedlichsten Funktionen. Blutuntersuchungen spiegeln daher den Zustand des Körpers als Momentaufnahme wider. Nachfolgende Tabelle ermöglicht einen schnellen Überblick über die derzeit gültigen Normwerte. Bitte beachten Sie bei Abweichungen zu den Ihnen mitgeteilten Laborwerten, dass:

- Normwerte von den verwendeten Testsystemen abhängig sind. Dieses Buch berücksichtigt weit verbreitete Methoden.
- bei der Interpretation von Normwert-Abweichungen immer die körperliche und psychische Situation des Patienten als Einheit berücksichtigt werden muss.
- Messfehler auftreten können, die zu falschen Ergebnissen führen (selten).

Parameter	Normbereiche	Details auf Seite
Alkalische Phosphatase (AP)	neu (37 °C) Frauen 35–105 U/l Männer 40–130 U/l alt (25 °C) Frauen 55–150 U/l Männer 70–175 U/l	23/24
ALT (Alanin-Aminotransferase = GPT)	neu (37 °C) Frauen < 35 U/l Männer < 50 U/l alt (25 °C) Frauen < 18 U/l Männer < 23 U/l	24
AST (Aspartat-Aminotransferase = GOT)	neu (37 °C) Frauen < 35 U/l Männer < 50 U/l alt (25 °C) Frauen < 15 U/l Männer < 19 U/l	24/25
Bilirubin (Bili.)	gesamt: ≤ 1,2 mg/dl direkt: ≤ 0,3 mg/dl indirekt: ≤ 0,7 mg/dl	25/26
Blutkörperchen-Senkungsgeschwindigkeit (BSG)	Frauen 10–20 mm/h Männer 8–20 mm/h	26/27

Parameter	Normbereiche	Details auf Seite
Blutungszeit	120–300 Sekunden (je nach Methode)	27
Blutzucker (BZ) siehe Glucose		41–44
Calcium (Ca)	2,2–2,65 mmol/l (8,8–10,6 mg/dl)	27–29
CEA (Carcinogenes Embryonales Antigen)	5 µg/l Nichtraucher 10 µg/l Raucher	29/30
Chlorid (Cl)	Serum: 97–108 mmol/l Urin: Tagesausscheidung 120–240 mmol	
Cholesterin (Chol.)	< 200 mg/dl (ohne Risiko) ≤ 240 mg/dl (mäßiges Risiko) > 240 mg/dl (hohes Risiko)	30–32
CRP (C-reaktives Protein)	≤ 1,0 mg/dl	32/33
Creatinkinase (CK)	Frauen < 170 U/l Männer < 190 U/l	33/34
CK-MB	< 25 U/l	34
Differenzialblutbild (Diff.BB)	Neutrophile Granulozyten • Jugendliche < 2 % • Stabkernige 3–5 % • Segmentkernige 50–70 % Eosinophile Granulozyten 2–4 % Basophile Granulozyten 0–1 % Lymphozyten 25–40 % Monozyten 3–7 %	35/36
Eisen (Fe)	Frauen 4,1–29,5 µmol/l (23–165 µg/dl) Männer 6,3–30,1 µmol/l (35–168 µg/dl)	36–38
Eiweiß (Gesamt = GE)	6,5–8,5 g/dl	38/39
Eiweiß-Elektrophorese (EEP) • Albumin (Alb.) • alpha1-Globulin • alpha2-Globulin • beta-Globulin • gamma-Globulin	 3,5–5,2 g/dl (50–60 %) 0,2–0,4 g/dl (4,2–7,2 %) 0,5–0,9 g/dl (6,8–12 %) 0,6–1,1 g/dl (9,3–15 %) 0,7–1,7 g/dl (13–23 %)	39/40

Parameter	Normbereiche	Details auf Seite
Eiweiß (Urin)	gesamt ≤ 150 mg/Tag Albumin < 30 mg/Tag	70/71
Erythrozyten (Erys.)	Frauen 4,1–5,1 Millionen/mm³ Männer 4,5–5,9 Millionen/mm³	40/41
GGT (Gamma-Glutamyl-Transferase, Gamma-GT, χ-GT)	neu (37 °C) Frauen < 40 U/l Männer < 60 U/l alt (25 °C) Frauen < 18 U/l Männer < 28 U/l	44/45
Glucose (nüchtern)	< 98 mg/dl	41–44
Glucose-Toleranz-Test (GTT)	Blutzuckerwerte nach • 1 Stunde < 160 mg/dl • 2 Stunden < 120 mg/dl	42
GOT (Glutamat-Oxalat-Transferase = AST)		45
GPT (Glutamat-Pyruvat-Transaminase = ALT)		45
Hämatokrit (HKT)	Kinder 35–38 % Frauen 35–47 % Männer 40–54 %	45/46
Hämoglobin (Hb)	Kinder 11–12 g/dl Frauen 12–16 g/dl Schwangere 11 g/dl Männer 14–18 g/dl	46
Harnsäure (Harns.)	Frauen 2,3–6,1 mg/dl Männer 3,6–8,2 mg/dl	46–48
Harnstoff (Harnst.)	17–43 mg/dl	48/49
HbA_1 HbA_{1c}	< 8 % < 6,5 %	49/50
HDL-Cholesterin (HDL = High Density Lipoprotein)	Frauen > 65 mg/dl Männer > 55 mg/dl	50/51
Immunglobuline (Ig)	IgA 90–450 mg/dl Ig E methodenabhängig IgG 580–1450 mg/dl IgM 60–280 mg/dl	51/52
Kalium (Ka)	3,6–4,8 mmol/l	52–54
Kardiale Troponine	Troponin I < 0,1–2,0 µg/l Troponin T < 0,1 µg/l	54

Parameter	Normbereiche	Details auf Seite
Kreatinin (Krea.)	neu Frauen 58–96 µmol/l Männer 74–110 µmol/l alt Frauen 0,66–1,09 mg/dl Männer 0,84–1,25 mg/dl Urin-Tagesausscheidung: Frauen 7,3–21,4 mg/kg Körpergewicht Männer 8,7–24,6 mg/kg Körpergewicht	55/56
Laktat-Dehydrogenase (LDH)	< 250 U/l	56/57
LAP (Leucinaminopeptidase)	16–35 U/l	
LDL-Cholesterin (LDL = Low-Density-Lipoprotein)	< 130 mg/dl < 100 mg/dl bei Diabetikern, nach Herzinfarkt, Schlaganfall und anderen Gefäßerkrankungen	57
Leukozyten (Leukos.)	Erwachsene 4 300–10 000/mm³ Kinder 2–7 J. 6 000–15 000/mm³ Kinder 8–12 J. 4 500–13 500/mm³	57/58
Lipase (Lip.)	< 70 U/l	
Lipoprotein (a) (Lp(a))	< 30 mg/dl	59
Magnesium (Mg)	Frauen 1,9–2,5 mg/dl Männer 1,8–2,6 mg/dl	59
Natrium (Na)	135–145 mmol/l	60/61
Quick-Wert (siehe Thromboplastinzeit)		64/65
PSA (Prostataspezifisches Antigen)	40–49 J. ≤ 2,5 ng/ml 50–59 J. ≤ 3,5 ng/ml 60–69 J. ≤ 4,5 ng/ml 70–79 J. ≤ 6,5 ng/ml Graubereich 4–10 ng/ml	61/62
PTT (siehe Thromboplastinzeit, partielle)		10
Retikulozyten	0,5–1,2 % der Erythrozyten	
Rheumafaktor (RF)	< 14 U/ml	63/64
Röteln-Antikörper	Titer mindestens 1:32	
Thrombinzeit (TZ)	8,5–13 Sekunden	

Parameter	Normbereiche	Details auf Seite
Thromboplastinzeit (TPZ, Quick-Wert)	70–120 % 15–25 % bei Cumarin-Therapie	64/65
Thromboplastinzeit, partielle (PTT)	30–45 Sekunden	
Thrombotest (TT)	70–130 % 5–12 % Cumarin-Therapie	
Thrombozyten (Thrombos.)	140 000–440 000/mm^3	65/66
Thyreoidea-stimulierendes Hormon (TSH)	0,3–4,0 mU/l	67/68
Thyroxin (T4) Freies T4 (fT4)	Gesamt-T4 5,5–11,0 µg/dl fT4 0,8–1,8 ng/dl	67/68
Triglyceride (Trigl.)	< 180 mg/dl	66/67
Trijodthyronin (T3) Freies T3 (fT3)	Gesamt-T3 0,9–1,8 ng/ml fT3 3,5–8,0 ng/l	67/68
Troponin I und Troponin T		68

Wodurch Laborwerte beeinflusst werden

Laborwerte sind Abbilder des Körpers zum Zeitpunkt der Abnahme von Blut, Urin und anderen Proben. Sie informieren darüber, welche Stoffe in welchen Mengen im Organismus vorhanden sind. Da sie ständigen Veränderungen und Einflüssen unterworfen sind, dürfen die Werte stets nur im Zusammenhang mit der individuellen Situation des Patienten beurteilt werden. Einfluss auf die Laborwerte können haben:

- Geschlecht
- Alter
- Ernährung und Körpergewicht
- Alkohol und Rauchen
- psychische Belastungen
- Tages- und Biorhythmen
- Arzneimittel

Besonderheiten der Probe

Blut: Patienten und Apotheker entnehmen Blut durch einen Stich in die Fingerbeere oder die Ohrmuschel. Der Ausdruck Blutentnahme ist eigentlich irreführend, da das gewonnene Blut gleichzeitig aus kleinsten Arterien und Venen stammt sowie Zellflüssigkeit enthält („Kapillarblut"). Aufgrund dieser Vermischung stimmen die Laborwerte aus dem Kapillarblut nicht zwingend mit den Ergebnissen einer Venenblutentnahme überein.

Urin: Mit Eigenuntersuchungen des Urins kann der Patient lediglich feststellen, ob eine bestimmte Substanz darin vorhanden ist oder nicht, da die Reagenzien nach dem „Alles-oder-Nichts"-Prinzip reagieren (qualitative Analyse). Angaben über die Menge beziehungsweise Konzentration eines Stoffes (quantitative Analyse) bleiben der Klinik vorbehalten.

Bewertung und Interpretation

Als normal werden solche Messergebnisse bezeichnet, die bei rund 95 Prozent aller gesunden Untersuchten gefunden werden. Es gibt nicht einen einzelnen Normalwert, sondern einen bestimmten Schwankungsbereich, innerhalb dessen alle Werte als normal gelten. Diesen Bereich nennt man den Referenz- oder Normalbereich.
Die Normbereiche können von Labor zu Labor leicht unterschiedlich sein. Sie hängen von den verwendeten Geräten und Messmethoden ab. Daher geben die meisten Labore zusätzlich zum gemessenen Wert des Patienten ihre Normbereiche mit an. Generell sollten Werte, welche die Grenzen über- bzw. unterschreiten, sorgfältig kontrolliert werden.

Was das Blut über den Körper verrät

Bauchspeicheldrüse

Die Bauchspeicheldrüse (Pankreas) hat drei hauptsächliche Aufgaben:

1) Sie produziert Verdauungsenzyme, die in den Darm abgegeben werden und dafür sorgen, dass die Nahrung auch verwertet werden kann. Für verschiedene Bestandteile der Nahrung existieren jeweils darauf spezialisierte Enzyme. Dies sind:

Trypsin, Chymotrypsin	spalten Eiweiß
Amylase	spaltet Kohlenhydrate
Lipase, Phospholipase	spalten Fett

Erst bei einer weitgehenden Zerstörung des Bauchspeicheldrüsengewebes, die zu einem Ausfall von mehr als 90 Prozent der Enzymproduktion führt, treten spürbare Verdauungsbeschwerden auf. Sind die Enzyme in Blut, Stuhl und/oder Urin erhöht, deutet dies auf eine Schädigung der Bauchspeicheldrüse durch:

- Virusinfektion
- Gallensteine
- Alkoholmissbrauch
- Vergiftungen
- Tumoren

2) Neben Verdauungsenzymen produziert die Bauchspeicheldrüse unter anderem die Hormone Insulin und Glukagon. Sie regulieren den Kohlenhydratstoffwechsel und steuern den Blutzuckerspiegel.

3) Zudem gibt die Bauchspeicheldrüse eine erhebliche Menge von Natriumhydrogenkarbonat in den Zwölffingerdarm, mit dem die Magensäure neutralisiert wird.

Blut

1) Blutbild

Als Blutbild bezeichnet man die Untersuchung, bei der die Zusammensetzung des Blutes – also die Menge der verschiedenen Zelltypen – bestimmt wird. Dazu gehören:

Erythrozyten	rote Blutkörperchen
Leukozyten	weiße Blutkörperchen
Thrombozyten	Blutplättchen
Retikulozyten	unreife rote Blutkörperchen

Ermittelt man die jeweiligen prozentualen Anteile dieser Zellen, so spricht man von einem Differenzialblutbild.

Bei den weißen Blutkörperchen (Leukozyten) unterscheidet man folgende Arten:

- **Neutrophile Granulozyten**
- **Eosinophile Granulozyten**
- **Basophile Granulozyten**
- **Monozyten**
- **Lymphozyten**

Außer der Zusammensetzung des Blutes und dem prozentualen Anteil der einzelnen Zelltypen kann man bei einem Blutbild auch messen:

Hämatokrit	prozentualer Anteil aller Zellen in der Blutflüssigkeit
Hämoglobin	Menge des roten Blutfarbstoffs
MCH	mittlerer korpuskulärer Hämoglobingehalt
MCHC, MCV und RDW	Messgrößen für den Zustand der roten Blutkörperchen

2) Bluteiweiße

In der Blutflüssigkeit, genannt Blutplasma, „tummeln" sich verschiedene Eiweißstoffe (Plasmaproteine), von denen Albumin, Fibrinogen und den verschiedenen Globulinen (alpha-1, alpha-2, beta, und gamma) besondere Aufgaben zufallen. Diese Proteine dienen zum Transport von Hormonen, Fetten, Vitaminen, Arzneimitteln und Metallen. Neben ihrer Taxifunktion übernehmen sie auch selbst Aufgaben als Enzyme, Enzymblocker, Gerinnungsfaktoren, Hormone und Nährstoffe. Außerdem sind sie Teil des Immunsystems in Form der Immunglobuline.

Das Blutserum entspricht dem Blutplasma ohne die Gerinnungsfaktoren (Fibrinogen). Bei verschiedenen Krankheiten ist neben dem Gesamteiweißgehalt des Serums vor allem das Verhältnis der einzelnen Bestandteile zueinander für die Diagnose aussagekräftig. Die einzelnen Plasmaproteine werden mithilfe der Elektrophorese aufgespalten und analysiert. Die Elektrophorese liefert Diagramme, in denen die Konzentrationen von Albumin und den vier Globulingruppen nebeneinander aufgezeigt sind.

3) Blutgerinnung

Bei blutenden Verletzungen versucht der Organismus, die Wunde so schnell wie möglich abzudichten.

Dafür werden die Blutplättchen (Thrombozyten) sowie zahlreiche Gerinnungsfaktoren des Blutes und des Gewebes aktiviert. Sie alle arbeiten nach einem fein abgestimmten und komplizierten System, das – einmal in Gang gesetzt – wie eine Kaskade abläuft. Die wichtigsten Gerinnungsfaktoren sind:

- Thrombozyten
- Fibrinogen
- Calcium
- Vitamin K

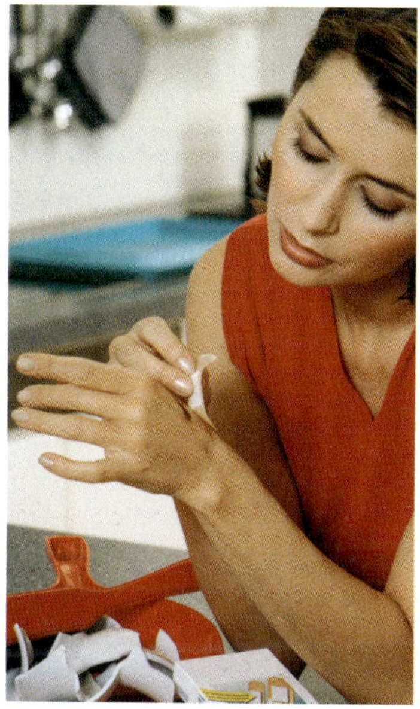

Sobald eine Verletzung blutet, setzt sich die Blutgerinnung in Gang, um die Wunde zu verschließen – eine Art natürliches Pflaster.

Störungen der Blutgerinnung können sowohl auf Funktionseinbußen der Blutplättchen oder Mengenveränderungen der einzelnen Gerinnungsfaktoren beruhen. Hierzu gehören nicht nur angeborene und erworbene Gerinnungsdefekte, sondern vor allem Funktionsstörungen der Leber, da viele Gerinnungsfaktoren in der Leber gebildet werden. Störungen der Blutgerinnung kann der Arzt mit verschiedenen Tests herausfinden.

Eine übermäßige Gerinnungsreaktion kann zur Bildung von Blutgerinnseln (Thrombosen) führen. Zur Thromboseprophylaxe eignen sich Heparin, Vitamin-K-Antagonisten (Cumarine), Acetylsalicylsäure sowie Clopidogrel. Jedes dieser Medikamente beeinflusst einen bestimmten Teil des Gerinnungssystems, das durch unterschiedliche Laboruntersuchungen erfasst wird. Die wichtigsten sind:

- **INR- und Quick-Wert (Prothrombinzeit)**
- **PTT (partielle Thromboplastinzeit)**

Den Einfluss der Thrombozyten (Blutplättchen) an der Blutgerinnung berücksichtigt die Blutungszeit.

Mineralstoffe, Elektrolyte, Spurenelemente

Mineralstoffe sind für die Funktion der Körperzellen unerlässlich. Der Organismus benötigt daher für ein reibungsloses Arbeiten eine große Menge an:

- Natrium
- Kalium
- Calcium
- Magnesium
- Chlorid
- Phosphat

Ein deutlich geringerer Bedarf besteht an Kupfer, Fluorid, Jod, Eisen, Selen und Zink. Sie werden daher als Spurenelemente bezeichnet.

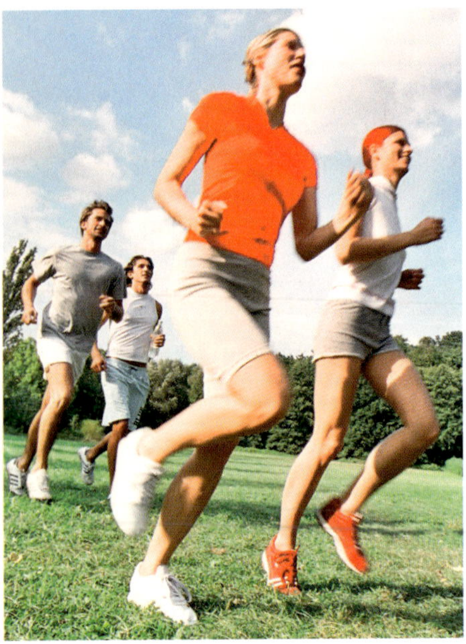

Einige Mineralstoffe sind gleichzeitig Elektrolyte, mit denen der Organismus seine Nerven- und Muskelfunktion sowie den Säure-Basen-Haushalt reguliert (Natrium, Kalium, Chlorid). Die Verteilung der Elektrolyte im Körper bildet ein empfindliches Gleichgewicht. In den Zellen (intrazellulär) herrscht eine andere Verteilung (Konzentration) als außerhalb der Zellen (extrazellulär). Über die schützende Zellmembran werden die Elektrolyte als elektrisch geladene Teilchen (Ionen) aktiv und passiv transportiert. Durch diesen Ionentransport ändert sich die Spannung an der Zellmembran. Als Folge von diesen Spannungsänderungen ziehen sich Muskeln zusammen und Nerven werden gereizt. Auch der Wasserhaushalt wird über Ionentransporte reguliert und ist eng mit dem Elektrolythaushalt verknüpft.

Beim Sport verliert der Körper viele Mineralstoffe und Spurenelemente über den Schweiß. Mineralstoffreiche Getränke helfen, dieses Defizit auszugleichen.

Fettstoffwechsel

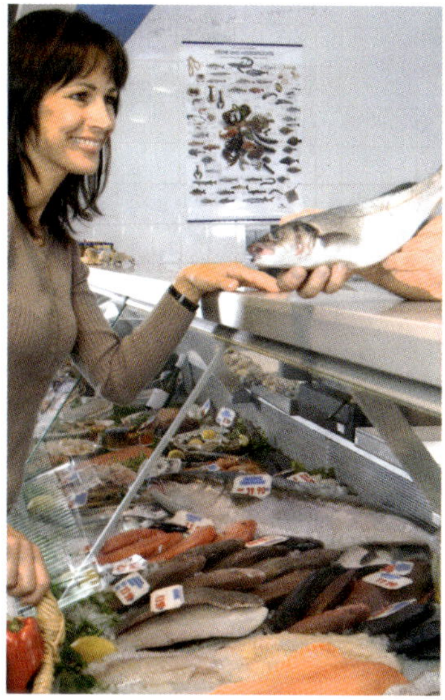

Essen Sie öfter mal Fisch, denn der enthält viele wertvolle ungesättigte Fettsäuren.

Art und Menge der Nahrungsfette bestimmen die Zusammensetzung und Konzentration der Blutfette. Die Fette im Blutplasma bestehen zu etwa 90 Prozent aus Triglyceriden und Cholesterin und nur zu einem geringen Teil aus freien Fettsäuren.
Cholesterin ist sehr schlecht wasserlöslich. Um trotzdem auf dem Blutweg zu den einzelnen Zellen zu gelangen, benötigt es Trägersubstanzen. Cholesterin wird daher in wasserlösliche Eiweißhüllen zu so genannten Lipoproteinen (LDL und HDL) verpackt. Triglyzeride werden im Blut hauptsächlich an Chylomikronen und VLDL (Very Low Density Lipoprotein) gebunden transportiert.
Es ist also nicht allein entscheidend, wie hoch der Gesamtcholesterinspiegel ist, sondern auch, wie hoch der Anteil an HDL und LDL ist. Die Analyse des Blutfettgehalts ist deshalb sinnvoll und notwendig, weil ein erhöhter Blutfettgehalt Herz-Kreislauf-Erkrankungen begünstigt.

LDL (Low Density Lipoprotein)	LDL transportiert Cholesterin von der Leber in andere Gewebe, wo es für den Aufbau von Zellmembranen, Vitamin D und Hormonen benötigt wird. Dem LDL wird eine entscheidende Rolle bei der Entstehung der Arteriosklerose zugeschrieben („böses" Cholesterin).
HDL (High Density Lipoprotein)	HDL transportiert Cholesterin aus dem Gewebe zur Leber zurück. Dadurch scheint es die Gefäßwände vor Ablagerungen zu schützen („gutes" Cholesterin).

Herz

Nimmt der Herzmuskel zum Beispiel durch einen Herzinfarkt oder eine Entzündung (Myokarditis)

Schaden, werden Enzyme aus den Herzzellen freigesetzt und mit dem Blutstrom abtransportiert. Dazu gehören:

- Creatinkinase (CK, CK-MB)
- Glutamat-Oxalacetat-Transaminase (GOT = AST)
- Lactatdehydrogenase (LDH)

Ihre Konzentration im Blut gibt Hinweise auf das Ausmaß der Schädigung. Allerdings ist zu beachten, dass diese Enzymwerte erst nach Ablauf von einigen Stunden ansteigen. Um diese Zeitverzögerung zu verringern, gewinnen die kardialen Troponine I und T an diagnostischer Bedeutung. Diese Eiweiße sind wichtig für die Anspannung des Herzmuskels. Auch sie werden bei einer Schädigung des Herzmuskels freigesetzt und können dann im Blut nachgewiesen werden.

Immunsystem

Eine Vielzahl von Bakterien, Viren, Pilzen und Parasiten können lebensgefährliche Infektionen hervorrufen. Sie wirken als so genannte Antigene. Um solche Infektionen zu verhindern oder zu bekämpfen, besitzt der Körper eine Immunabwehr. Dessen Waffenarsenal besteht aus bestimmten Zellen und Eiweißstoffen (Immunglobuline). Letztere sind in der Lage, an die Fremdkörper anzudocken und diese zu zerstören. Hier eine Übersicht:

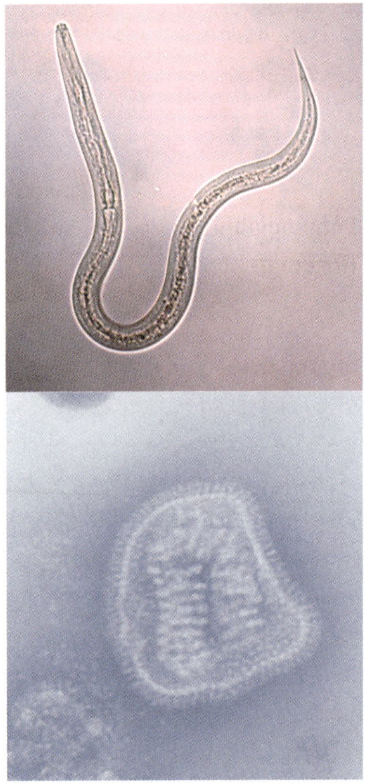

Damit der Mensch gesund bleibt, bekämpft das Immunsystem Eindringlinge wie Hakenwürmer (oben), Grippeviren (mitte) oder Hautpilze (unten) mit aller Kraft.

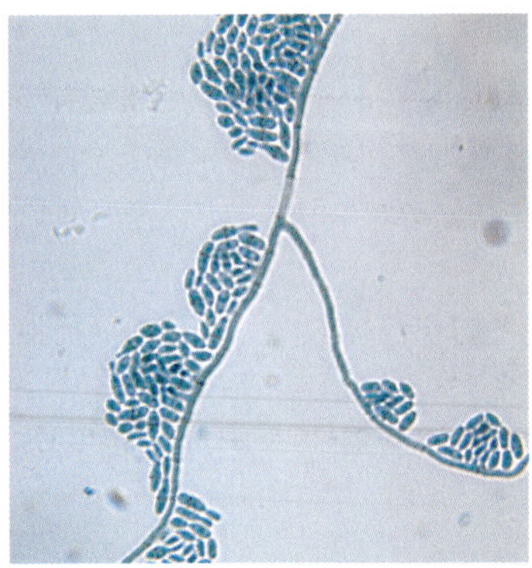

B-Lymphozyten	werden im Knochenmark gebildet
T-Lymphozyten	Vorläuferzellen aus dem Knochenmark; sie vermehren und entwickeln sich dann unter anderem in Thymus, Milz, Rachenmandeln und Lymphknoten.
Immunglobuline	IgA, IgD, IgE, IgG, IgM
Rheumafaktor	häufig Autoantikörper der Klasse IgM gegen körpereigenes IgG

Autoimmunerkrankungen:

Wenn sich das Immunsystem des Körpers fälschlicherweise nicht nur gegen eindringende Fremdantigene sondern auch gegen körpereigene Strukturen richtet, kommt es zum Phänomen der Autoimmunkrankheit. Diese – genetisch bedingte oder erworbene – Fehlprogrammierung kann jedes Organ betreffen. Daher finden sich entsprechende Krankheitsbilder in allen Teilgebieten der Medizin. Dabei kann der fehlgeleitete Angriff des Abwehrsystems ohne Behandlung bis zur vollständigen Zerstörung des Organs führen. Mit den derzeitigen Therapieformen können diese selbstzerstörenden Prozesse nur unterdrückt (Immunsuppression), nicht aber ausgeschaltet werden.
Hier einige Beispiele für Autoimmunerkrankungen aus verschiedenen Bereichen des Körpers:

Haut	Sklerodermie, Lupus erythematodes, Schuppenflechte (Psoriasis)
Stoffwechsel	Typ-1-Diabetes, Schilddrüsenerkrankungen, Morbus Addison
Magen/Darm	Morbus Crohn, Colitis ulcerosa, Sprue/Zöliakie
Nerven	Multiple Sklerose
Bewegungsapparat	Rheumatoide Arthritis, Morbus Bechterew

Leber

Bei Lebererkrankungen gibt die Blutuntersuchung oft wertvolle Hinweise auf die Art und das Ausmaß der Störung. Ursache für eine Schädigung von Leberzellen können Virusinfektionen, Alkohol, Vergiftungen oder Tumoren sein. In diesen Fällen sind folgende Enzyme im Blutserum in erhöhten Konzentrationen nachzuweisen:

AP	Alkalische Phosphatase
Gamma-GT	Gamma-Glutamyl-Transferase
GOT = AST	Glutamat-Oxalacetat-Transaminase = Aspartat-Aminotransferase
GPT = ALT	Glutamat-Pyruvat-Transaminase = Alanin-Aminotransferase

Je nachdem, welche Enzyme im Blut erhöht sind, kann man oft auf die Art der Erkrankung schließen. Dabei entspricht die Höhe des Enzymanstiegs dem Ausmaß der Schädigung der Leber. Der empfindlichste Parameter für Schäden der Leberzellen und des Gallengangsystems ist die Gamma-GT. Zu einer weitergehenden Beurteilung der Leberfunktion werden auch die Laborwerte für Bilirubin und Gallensäuren hinzugezogen.

Nieren

Die wichtigste Funktion der Nieren besteht darin, das Blut zu filtern und Stoffwechsel-Endprodukte, überschüssiges Wasser und Elektrolyte auszuscheiden. Mit einem hoch spezialisierten Filtrationsapparat sorgen die Nieren dafür, dass Volumen und Zusammensetzung des Blutes konstant bleiben. Sie filtern vor allem Endprodukte des Eiweißstoffwechsels aus dem Blut und sondern sie ab. Auch am Knochenstoffwechsel, der Regulation von Blutdruck und Blutbildung sind sie beteiligt. Die Funktion der Nieren können Entzündungen, Infektionen, Tumoren, Vergiftungen, Blutgefäßveränderungen, Diabetes und Erbkrankheiten stören. Folgende Parameter werden entweder im Blut und/oder im Urin kontrolliert:

- Kreatinin
- Kreatinin-Clearance
- Harnstoff
- Harnsäure
- Glucose im Urin
- rote Blutkörperchen (Erythrozyten) im Urin
- Eiweiß (Protein) im Urin

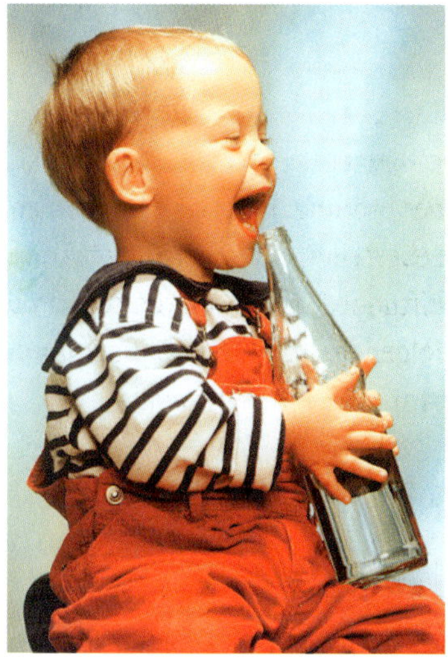

Früh übt sich. Das gilt auch für den Flüssigkeitsnachschub für die Nieren.

Schilddrüse

In der Schilddrüse werden die Hormone T3 (Trijodthyronin), T4 (Thyroxin) und Calcitonin hergestellt. Kontrolliert wird die Aktivität der Schilddrüse jedoch durch übergeordnete Hormone, die im Gehirn produziert werden (TRH, TSH). Das System aus TRH, TSH, T3 und T4 reguliert sich selbst über einen Regelkreis (negativer Rückkopplungsmechanismus). T3 und T4 sind im Blut zum größten Teil an Transporteiweiße gebunden. Die nicht an Eiweiß gebundenen T3- und T4-Moleküle werden freies T3 (fT3) und freies T4 (fT4) genannt.

Tumoren (Tumormarker)

Tumormarker sind Eiweiße, die entweder von den Krebszellen gebildet werden oder vom gesunden Gewebe als Reaktion auf das Wachstum eines bösartigen Tumors. Ihre Aussagekraft ist jedoch eingeschränkt, da die meisten Tumormarker weder charakteristisch für ein bestimmtes Organ noch für eine bestimmte Tumorart sind. Daher eignen sie sich nicht zu einer gezielten Suche nach einer möglichen Krebserkrankung. Darüber hinaus lässt sich von der Höhe der Tumormarker-Konzentration im Blut **nicht** das Stadium der Krebserkrankung ableiten. Vielmehr eignen sich Tumormarker für die Therapiekontrolle nach Operation oder Chemotherapie. So weist ein erneuter Anstieg von Krebsmarkern im Blut auf einen Rückfall hin. Sinkt dagegen der Wert im Verlauf unter einen Grenzwert, kann man ziemlich sicher sein, dass das bösartige Gewebe komplett entfernt wurde. Tumormarker, nach denen häufig in Blutproben gesucht wird, sind:

AFP	Alpha-Fetoprotein
CA 19-9	Cancer-Antigen 19/9
CA 72-4	Cancer-Antigen 72/4
CA 125	Cancer-Antigen 125
CA 15-3	Cancer-Antigen 15/3
CEA	Carcinoembryonales Antigen
CYFRA	Cytokeratin-19-Fragment
hCG	Humanes Choriongonadotropin
hTG	Humanes Thyreoglobulin
NSE	Neuronenspezifische Enolase
MCA	Mucin-like cancer associated antigen
PSA	Prostataspezifisches Antigen
SCC	Squamous Cell Carcinoma antigen

Laborwerte im Einzelnen

ALBUMIN (siehe Eiweiß-Elektrophorese)

ALKALISCHE PHOSPHATASE (AP)

Als alkalische Phosphatase (AP) bezeichnet man eine Gruppe von Enzymen, die in nahezu allen Geweben vorhanden ist.

NORMBEREICH	neu (37 °C)	alt (25 °C)
Frauen	35 bis 105 U/l	55 bis 150 U/l
Männer	40 bis 130 U/l	70 bis 175 U/l

Ursachen für erhöhte AP:

- Lebererkrankungen
- Gallenwegserkrankungen
- Umbau- und Abbauprozesse im knöchernen Skelett (Frakturen, Osteoporose, Skelettmetastasen, Vitamin-D-Mangel)
- Leberentzündung
- chronischer Alkoholkonsum
- Arzneimittel/Gifte
- Knochenwachstum im Kindesalter (ohne Krankheitswert)
- Schwangerschaft (ohne Krankheitswert)

Interpretation:

- Die AP ist ein wichtiger Parameter für die Ausscheidungsfunktion der Leber und die Durchgängigkeit der Gallenwege.
- Der Anstieg der AP erfolgt, lange bevor eine Gelbsucht auftritt, und ist Zeichen für eine Behinderung des Gallenflusses.

ALT (= GPT)

Die Alanin-Aminotransferase (ALT) ist ein Enzym, das ausschließlich in der Zellflüssigkeit der Leberzellen gelöst ist. Misst man erhöhte Werte im Blut, weist dies darauf hin, dass die Zellhülle nicht dicht ist. Dabei korreliert die Höhe der ALT-Konzentration mit der Anzahl der geschädigten Leberzellen.

NORMBEREICH	neu (37 °C)	alt (25 °C)
Frauen	unter 35 U/l	unter 18 U/l
Männer	unter 50 U/l	unter 23 U/l

Interpretation:

- Bei akuter Leberentzündung (Hepatitis) steigt die ALT stark an, typischerweise sogar höher als die AST.
- Bei unkompliziertem Verlauf sinkt der Wert von der 2. Woche an kontinuierlich ab und erreicht in der 6. bis 8. Woche seinen Ausgangswert.

AST (= GOT)

Die AST (Aspartat-Aminotransferase) ist ein Enzym mit besonders hoher Aktivität in Leber, Herzmuskel (Myokard), Skelettmuskel und Gehirn. Sie ist für die Diagnose, Prognose und Früherkennung von Lebererkrankungen von großer Bedeutung.

NORMBEREICH	neu (37 °C)	alt (25 °C)
Frauen	unter 35 U/l	unter 15 U/l
Männer	unter 50 U/l	unter 19 U/l

Ursachen für erhöhte AST:

- Erkrankungen von Leber, Galle und Bauchspeicheldrüse:
  Bei akuter Leberentzündung (Hepatitis) steigt die AST bereits vor Auftreten der Gelbsucht kräftig. Der Gipfel wird in der 1. bis 2. Krankheitswoche erreicht. Bei komplikationslosem Verlauf sinkt die Enzymaktivität nach vier bis acht Wochen wieder in den Normbereich.
- Herzinfarkt:
  Beim Herzinfarkt kommt es regelmäßig in den ersten 48 Stunden zu einem 5- bis 10fachen Anstieg der AST. Nach drei Tagen hat sich der Wert wieder normalisiert. Es besteht sogar eine gewisse Beziehung zwischen der Ausdehnung des minderdurchbluteten Herzgewebes und dem AST-Anstieg. Beim Herzinfarkt wird die AST gerne in Kombination mit der Creatinkinase bestimmt; beide Enzyme müssen erhöht sein.
- Muskelerkrankungen
- große operative Eingriffe (wegen Muskelzerstörung)
- Arzneimittel-Nebenwirkungen

BILIRUBIN

Bilirubin stammt zum größten Teil aus dem Abbau der roten Blutkörperchen (Erythrozyten) in der Leber. Dabei wird das für den Sauerstofftransport zuständige Häm in das gelbliche Hämoglobin umgewandelt und über die Galle ausgeschieden.

NORMBEREICH	bis 1,2 mg/dl (21 µmol/l)

Ein Zuviel an Bilirubin erscheint als Gelbsucht, wenn der Blutspiegel bei Erwachsenen 2,5 mg/dl (43 µmol/l), bei Neugeborenen und Kleinkindern 4 mg/dl (68 µmol/l) übersteigt. Dies ist der Fall bei:

- akuter und chronischer Leberentzündung,
- Leberzirrhose,
- Entzündung, Steinen der Gallenblase oder des Gallengangs,
- Gallenblasenkarzinom (massiv),
- Arzneimittel-Nebenwirkungen (!),
- Bauchspeicheldrüsenkrebs (massiv),
- Tumoren im Darmbereich, Metastasen,
- genetischen Defekten des Bilirubin-Stoffwechsels.

BLUTKÖRPERCHEN-SENKUNGS-GESCHWINDIGKEIT (BSG)

Die Blutkörperchen-Senkungsgeschwindigkeit (BSG) gibt an, in welchem Maße sich die roten Blutkörperchen (Erythrozyten) in einem Gefäß zusammenlagern und auf den Boden sinken. Beim Gesunden ist dieses Phänomen nur gering ausgeprägt, da sich benachbarte Erythrozyten (aufgrund negativer Ladung) normalerweise abstoßen und somit im Blutplasma in der Schwebe halten. Bei manchen Erkrankungen aber haften sich Eiweißmoleküle an die Oberfläche der roten Blutkörperchen und sinken mit ihnen zu Boden.

NORMBEREICH	in der 1. Stunde	in der 2. Stunde
Frauen	bis 10 mm	bis 20 mm
Männer	bis 8 mm	bis 20 mm

Ursachen für beschleunigte BSG:

- akute und chronische Entzündungen (vor allem durch Bakterien)
- vor der Periodenblutung, in der Schwangerschaft
- Eiweißmangel
- Anämie
- hormonelle Verhütungsmittel („Pille")

Interpretation:

- Frühestens 24 Stunden nach Beginn einer Entzündungsreaktion kommt es zu einem Anstieg der BSG.
- Der Abfall erfolgt nach 96 bis 144 Stunden.
- Eine normale BSG schließt nicht-entzündliche Organerkrankungen nicht aus!
- Eine erhöhte BSG kann nur ein Hinweis für eine vorhandende Erkrankung sein. Sie ist nie allein beweisend.

BLUTUNGSZEIT

Zeit zwischen einem Stich in die Fingerbeere und dem Stillstand der Blutung am Finger, ein nur grober Suchtest für eine Störung der Blutplättchen oder der Gerinnungsfaktoren.

NORMBEREICH	120 bis 300 Sekunden

CALCIUM

Calcium ist der wichtigste Bestandteil der Knochen; dort sind 99 Prozent dieses so genannt Erdalkalimetalls eingelagert. Darüber hinaus ist das Mineral im

Dentin und im Schmelz der Zähne enthalten. Calcium ist aber auch an zahlreichen lebensnotwendigen Funktionen des Organismus beteiligt: an der Bewegung der Muskeln, der Stärke des Herzschlages, der Reizleitung im Nervensystem oder der Blutgerinnung. Ein Prozent des gesamten Calciums wird daher mit dem Blutstrom zu den verschiedenen Organen transportiert. Allerdings „schwimmen" im Blutplasma nur knapp 50 Prozent in der freien (ionisierten) Form, etwa 45 Prozent sind an Eiweiße und fünf Prozent an Komplexe gebunden (Phosphat, Bicarbonat, Citrat). Diese feine Verteilung wird von drei Hormonen gesteuert: dem Parathormon, dem Vitamin D und dem Calcitonin.

NORMBEREICH	2,2 bis 2,65 mmol/l (8,8 bis 10,6 mg/dl)

Ursachen für vermindertes Calcium:

- Darmentzündung
- Vitamin-D-Mangel
- Schwangerschaft
- Unterfunktion der Schilddrüse, Schilddrüsenkrebs
- Nierenversagen
- Arzneimittel-Nebenwirkung

Ursachen für erhöhtes Calcium:

- Krebserkrankungen (Knochenmetastasen)
- Überfunktion der Schilddrüse, Nebenschilddrüse
- Unterfunktion der Nebennierenrinde
- Nierenerkrankungen
- Arzneimittel
  - Entwässerungsmittel (Diuretika)
  - magensäurebindende Arzneimittel (Antazida)
  - Anabolika
  - Lithium (Psychotherapeutikum)

Interpretation:

- Bei Verdacht auf einen bösartigen Tumor sollte der Calciumspiegel immer bestimmt werden. Fast die Hälfte aller erhöhten Calciumwerte ist auf eine Krebserkrankung zurückzuführen!
- Beim Knochenschwund (Osteoporose) verändert sich die Calciumkonzentration im Blut kaum, obwohl die Erkrankung mit einem permanenten Calciumverlust einhergeht!
- Calciumhaltige Nahrungsmittel sind Milch, Käse, Soja, Nüsse, Vollkornhafer, Grünkohl.

CEA (Carcinogenes Embryonales Protein, Tumormarker)

Das carcinogene Embryonale Protein (CEA) wird während der Schwangerschaft im Gewebe des ungeborenen Kindes gebildet. Beim Erwachsenen wird dieses Eiweiß hauptsächlich von Zellen der Darmschleimhaut, der Bauchspeicheldrüse und der Leber produziert. Krebserkrankungen oder Entzündungen dieser Organe führen zu einer Erhöhung des CEA-Wertes im Blut.

GRENZWERTE	
Nichtraucher	5 µg/l
Raucher	10 µg/l

Ursachen für erhöhtes CEA:

- Dickdarmtumoren
- Leberkrebs, Lebermetastasen
- Leberentzündung (Hepatitis)
- Bauchspeicheldrüsenentzündung
- Lungenentzündung

Interpretation:

- CEA ist der Tumormarker erster Wahl bei Dickdarmtumoren.
- Weniger aussagekräftig (Zweitmarker) ist er bei Brust-, Bauchspeicheldrüsen-, Magen-, Lungen- und Schilddrüsenkrebs.
- Ist der beim Patienten gemessene Wert um das Achtfache des Referenzbereiches erhöht, kann der Arzt von einer Krebserkrankung ausgehen.
- Wie fast alle Tumormarker eignet sich der CEA-Wert in erster Linie für die Verlaufsbeurteilung einer Krebserkrankung und nicht zur Diagnose.

CHOLESTERIN

Cholesterin ist ein essentieller Bestandteil für die körpereigene Produktion von Hormonen, Gallensäuren, Vitamin D sowie für den Aufbau der Zellhüllen. Der überwiegende Teil des im Organismus vorhandenen Cholesterins entsteht durch Neubildung in der Leber, nur ein kleiner Anteil wird mit der Nahrung aufgenommen. Die Bestimmung dieses Fettes dient zur Früherkennung des Arterioskleroserisikos und zur Kontrolle der Therapie mit fettsenkenden Medikamenten.

	unauffällig	**mäßiges Risiko**	**hohes Risiko**
Gesamtcholesterin	unter 200 mg/dl (unter 5,2 mmol/l)	200 bis 240 mg/dl (5,2 bis 6,2 mmol/l)	über 240 mg/dl (über 6,2 mmol/l)

Ursachen für erhöhtes Cholesterin:

- familiär bedingte Fettstoffwechselstörung (genetisch)
- cholesterinreiche Ernährung (tierische Fette, Innereien, Eidotter)

- Übergewicht
- Diabetes mellitus
- Hormonstörungen
- Arzneimittel: Kortison, „Pille", Betablocker
- Alkoholmissbrauch
- Lebererkrankungen
- Unterfunktion der Schilddrüse

Interpretation:

- Nach den derzeitigen Erkenntnissen sind Cholesterinwerte über 200 mg/dl (5,2 mmol/l) mit einem erhöhten Risiko für die Erkrankungen verbunden, die aufgrund einer Arteriosklerose entstehen (koronare Herzkrankheit, Herzinfarkt, Schlaganfall, periphere Verschlusskrankheit, Nierenversagen).
- Dieses Risiko steigt mit zunehmender Cholesterin-Konzentration und wird durch andere Risikofaktoren (Rauchen, Bluthochdruck, Diabetes und/oder Übergewicht) potenziert.
- Die Gesamtcholesterin-Konzentration im Blut gibt Auskunft darüber, ob weitere Fettstoffwechsel-Untersuchungen durchgeführt werden sollten.
- Da Werte zwischen 200 und 300 mg/dl in der Bevölkerung häufig anzutreffen sind, zieht man zur weiteren Beurteilung das HDL- und LDL-Cholesterin heran.
- Das Arteriosklerose-Risiko gilt als erhöht, wenn das HDL unter 35 mg/dl sinkt und das LDL 160 mg/dl übersteigt (siehe Seite 50 und 57).
- Das Verhältnis von LDL zu HDL sollte kleiner als drei sein.
- Es ist bewiesen, dass die Senkung des Cholesterinspiegels das Risiko von Herz-Kreislauf-Erkrankungen vermindert. Als Faustregel gilt: Sinkt der

Cholesterinwert um einen Prozentpunkt, vermindert sich das koronare Risiko um zwei bis drei Prozent. Dies gelingt mit Gewichtsreduktion, fettarmer Diät, Alkoholverzicht, Sport und/oder fettsenkenden Medikamenten.

- Auch wenn man bereits eine Herz-Kreislauf-Erkrankung erlitten hat, kann man das Risiko für weitere Komplikationen durch Senkung des Cholesterinwertes verringern.

C-REAKTIVES PROTEIN (CRP)

Das C-reaktive Protein (CRP) ist ein von der Leber gebildetes Eiweiß (Protein), das – wie die Blutkörperchen-Senkungsgeschwindigkeit (BSG) und die Vermehrung der weißen Blutkörperchen (Leukozytose) – zu den unspezifischen Entzündungsparametern gehört. Bei einer Entzündung steigt seine Konzentration im Blut stark an. Es bindet die eingedrungenen Fremdstoffe und aktiviert weitere Schritte der Immunabwehr. Die CRP-Konzentration im Blut gibt Aufschluss über den Grad einer Entzündung. CRP wird daher bei Verdacht und zur Verlaufskontrolle von akuten Entzündungen sowie von Tumorerkrankungen bestimmt. Neue Studien haben gezeigt, dass ein erhöhtes CRP neben hohen Blutcholesterinwerten und Rauchen auch ein Risikofaktor für die Entstehung von Arteriosklerose ist.

NORMBEREICH	
Erwachsene und Kinder	bis 1,0 mg/dl
Neugeborene	bis 1,5 mg/dl

Ursachen für erhöhtes CRP:

- Lungenentzündung, akute Bronchitis, Tuberkulose
- Bauchspeicheldrüsenentzündung
- Komplikationen nach Operationen
- rheumatische Erkrankungen
- Krebserkrankungen
- Herzinfarkt

Interpretation

- CRP reagiert bei Entzündungen innerhalb von sechs bis zehn Stunden und somit schneller und deutlicher als die Blutkörperchen-Senkungsgeschwindigkeit (BSG), der Leukozytenanstieg und die Temperaturerhöhung (Fieber).
- Da die Halbwertszeit mit 24 Stunden relativ kurz ist, machen sich Veränderungen im entzündlichen Geschehen (wie zum Beispiel der Erfolg einer Therapie) direkt in der CRP-Konzentration bemerkbar.
- CRP eignet sich daher für Verlaufsbeobachtungen von entzündlichen Erkrankungen.
- Bei erfolgreicher Antibiotika-Therapie fällt es schnell wieder ab.
- Während das CRP im Blut bei bakteriellen Infektionen stark steigt, ist es bei Virusinfektionen nicht oder nur gering erhöht (Ausnahme: Adenoviren).

CREATINKINASE

Die Creatinkinase (CK) ist die Summe von drei Enzymen, die im Skelettmuskel (CK-MM), im Herzmuskel (CK-MB) und im Gehirn (CK-BB) vorkommen. Die beim Gesunden gemessenen CK-Spiegel stammen überwiegend aus dem Muskelgewebe. Die Creatinkinase ist ein Leitenzym für die Diagnose von Schädigungen der Herz- und Skelettmuskulatur. Dabei kann von der Höhe des CK-Anstiegs auf die Größe der Schädigung geschlossen werden.

NORMBEREICH	CK-GESAMT
Frauen	unter 170 U/l
Männer	unter 190 U/l

NORMBEREICH	CK-MB (Herz)
	unter 25 U/l

Ursachen für erhöhte Gesamt-Creatinkinase:

- Herzerkrankungen (Infarkt, Herzmuskelentzündung)
- intramuskuläre Injektion (!)
- operative Eingriffe
- großflächige Verletzungen
- Muskelerkrankungen

Interpretation:

- Entscheidend für die Diagnose eines Herzinfarkts oder einer Herzmuskelentzündung bei einer Erhöhung der Gesamt-CK ist die Bestimmung des Untertyps CK-MB.
- Liegt der Anteil der CK-MB an der Gesamt-CK zwischen sechs und 20 Prozent, spricht das für eine Enzymfreisetzung aus der Herzmuskulatur.
- Der Gesamt-CK-Wert steigt bei einem Herzinfarkt nach vier bis sechs Stunden und erreicht nach 16 bis 36 Stunden seinen höchsten Wert.
- Der CK-MB-Wert steigt ebenfalls nach etwa vier Stunden, erreicht sein Maximum jedoch bereits nach zwölf bis 18 Stunden.

DIFFERENZIALBLUTBILD

Um einer Krankheit auf die Spur zu kommen, kann es für den Arzt hilfreich sein zu wissen, in welchem Maß die eine oder andere Gruppe der weißen Blutkörperchen (Leukozyten) vertreten ist oder sogar die Oberhand gewonnen hat. Für ein solches Differenzialblutbild werden 100 Leukozyten im gefärbten Blutausstrich nach ihrem Typ (Granulozyten, Lymphozyten, Monozyten) unterschieden:

Neutrophile Granulozyten	
• Jugendliche	unter 2 Prozent
• Stabkernige	3 bis 5 Prozent
• Segmentkernige	50 bis 70 Prozent
Eosinophile Granulozyten	2 bis 4 Prozent
Basophile Granulozyten	0 bis 1 Prozent
Lymphozyten	25 bis 40 Prozent
Monozyten	3 bis 7 Prozent

Interpretation der Erhöhung eines einzigen Leukozytentyps:

Neutrophile:
- bestätigt, dass im Körper eine Entzündung abläuft
- Stresssituationen (innere Blutungen, operative Eingriffe)
- Schwangere bei körperlicher Arbeit
- nach Konsum von vier bis fünf Zigaretten pro Tag
- physikalische Stimuli (Strahlen)
- Stoffwechselerkrankungen
- Vergiftungen
- Blutkrebs (chronisch-myeloische Leukämie)

Eosinophile:
- Allergie
- Hauterkrankungen
- Parasitenbefall
- Infektionserkrankungen (Scharlach)
- Leukämie

Basophile:
- Eisprung
- Schwangerschaft
- Darmentzündung (Colitis ulcerosa)
- Blutkrebs (Leukämie)
- Unterfunktion der Schilddrüse

Lymphozyten:
- Virusinfektionen
- andere Infektionen (Toxoplasmose, Typhus)
- Krebserkrankungen (lymphatische Leukämie, M. Hodgkin)
- Keuchhusten
- Pfeiffersches Drüsenfieber

Monozyten:
- Tuberkulose
- Rekonvaleszenz nach akuten Infektionen
- Malaria
- Krebserkrankungen (Blutkrebs)

EISEN

Veränderungen des Eisenstoffwechsels beruhen auf Mangelerscheinungen und Verteilungsstörungen. Eisenmangel gilt als weltweit häufigster ernährungsbedingter Mangelzustand. In westlichen Ländern ist er – in schwerer Form – infolge des gesteigerten Ernährungsbewusstseins eher ungewöhnlich.

Jedoch haben 50 Prozent der jüngeren Frauen einen versteckten (latenten) Eisenmangel; für Schwangere trifft dies sogar zu 90 Prozent zu; einen manifesten Mangel zeigen 15 Prozent der Frauen. Allerdings gilt es zu beachten, dass niedrige Eisenwerte nicht zwingend gleichbedeutend mit einem Eisenmangel sind. Dafür sind spezielle Zusatzuntersuchungen durch den Arzt erforderlich (zum Beispiel Bestimmung von Serumferritin und Transferrinsättigung).

NORMBEREICH		
Frauen	4,1 bis 29,5 µmol/l	23 bis 165 µg/dl
Männer	6,3 bis 30,1 µmol/l	35 bis 168 µg/dl

Ursachen für vermindertes Eisen:

- mangelnde Zufuhr (der normale Eisenbedarf liegt bei 1 mg pro Tag, Frauen im gebährfähigen Alter benötigen die doppelte, Schwangere die vierfache Menge.)
- Magen-Darm-Entfernung
- Blutungen (gynäkologisch, versteckt im Stuhl)
- Blutspende
- Dialyse
- chronische Entzündungen
- Krebserkrankungen
- Herzinfarkt

Ursachen für erhöhtes Eisen:

- akute Leberentzündung (Hepatitis)
- Eisenspeicherkrankheit (Hämochromatose)
- Folsäuremangel, Vitamin-B_{12}-Mangel
- Bleivergiftung
- Porphyrie

Interpretation:

- Der Eisenspiegel im Blut unterliegt einem ausgeprägten tageszeitlichen Rhythmus (Minimum 4 Uhr, Maximum zwischen 12 und 16 Uhr).
- Mit zunehmendem Alter sinkt der Spiegel deutlich, bei alten Patienten liegt der obere Normbereich etwa 20 Prozent niedriger.
- Die Eisenkonzentration ist abhängig von der Nahrungsaufnahme und kann sich innerhalb von zehn Minuten ändern.
- Die alleinige Bestimmung der Eisenkonzentration im Blut ist für die Feststellung eines Eisen-

mangels ungeeignet, da Gesunde im Tagesverlauf Schwankungen der Eisenkonzentration von etwa 10 bis 25 Prozent haben können.

EIWEISS (Gesamteiweiß)

Im Blutplasma „tummeln" sich mehr als hundert verschiedene Eiweißstoffe (Proteine). Diese Protein-Individuen dienen zum Transport von Metallen, Hormonen, Fetten, Vitaminen und Arzneimitteln. Neben ihrer „Taxifunktion" übernehmen sie auch selbst Aufgaben als Enzyme, Enzymblocker, Gerinnungsfaktoren, Abwehrstoffe (Antikörper), Hormone und Nährstoffe. Abweichungen des Gesamteiweißwertes vom Normbereich weisen auf eine Veränderung einzelner Eiweißtypen oder sind ein Zeichen für Störungen im Wasserhaushalt. Für die weitere Abklärung wird der Arzt daher die Bestimmung der wichtigsten Einzelfraktionen (siehe Eiweiß-Elektrophorese) in die Wege leiten.

NORMBEREICH	6,5 bis 8,5 g/dl

Ursachen für vermindertes Gesamteiweiß:

- Eiweißverlust
  - Entzündungen (Magen-Darm-Trakt, Nieren)
  - Krebserkrankungen im Magen-Darm-Trakt
  - Verbrennungen
- mangelnde Eiweißbildung
  - angeboren (Antikörpermangelsyndrom)
  - Leukämie, M. Hodgkin
  - Lebererkrankungen

Ursachen für erhöhtes Gesamteiweiß:

- Wasserverlust
- Durchfall
- Infektionskrankheiten
- chronische Entzündungen
- Knochenmarkserkrankungen

EIWEISS-ELEKTROPHORESE

Die Elektrophorese ist die klassische Auftrennung der verschiedenen Eiweißfraktionen im Blutserum – vergleichbar mit dem Differenzialblutbild der weißen Blutkörperchen. Die Ergebnisse erlauben keine direkte Diagnose. Dennoch geben gewisse Konstellationen Hinweise auf bestimmte Erkrankungen oder Krankheitsgruppen.

NORMBEREICH	
Albumin	3,5 bis 5,2 g/dl (50 bis 60 Prozent)
alpha1-Globulin	0,2 bis 0,4 g/dl (4,2 bis 7,2 Prozent)
alpha2-Globulin	0,5 bis 0,9 g/dl (6,8 bis 12 Prozent)
beta-Globulin	0,6 bis 1,1 g/dl (9,3 bis 15 Prozent)
gamma-Globulin	0,7 bis 1,7 g/dl (13 bis 23 Prozent)

Interpretation:

Bei vielen Erkrankungen zeigt die Elektrophorese eine Verminderung des Albumins bei gleichzeitigem Anstieg einzelner Globuline an.

- **Albumin:** Transportmolekül im Blut für Nährstoffe, Hormone und Vitamine. Es reguliert außerdem den Flüssigkeits- und Mineralstoffaustausch zwischen Blut und Zellen. Es ist unter anderem vermindert bei Entzündungen, Verbrennungen, Nieren-, Leber- und Krebserkrankungen.

- **Alpha- und Beta-Globuline** sind Eiweißmoleküle, die vor allem an der Blutgerinnung und an Entzündungsreaktionen beteiligt sind. Als „Akute-Phase"-Proteine lösen sie im Organismus den Erstalarm beim Eindringen von Erregern aus. Außerdem transportieren sie Kupfer und Vitamin A.
- **Gamma-Globuline** sind „Abwehrwaffen" des Körpers. Zu ihnen gehören die Antikörper (siehe Immunglobuline), die bei „Erreger-Alarm" gezielt gebildet werden.

ERYTHROZYTEN (Rote Blutkörperchen)

Die Bestimmung der roten Blutkörperchen (Erythroyzten) im Blut erfolgt bei Verdacht auf Krankheiten des blutbildenden Systems sowie Allgemeinerkrankungen. Ist die Zahl der roten Blutkörperchen vermindert, bezeichnen die Mediziner das als Anämie. Eine Vermehrung heißt fachsprachlich Polyglobulie.

NORMBEREICH	
Frauen	4,1 bis 5,1 Millionen/mm^3
Männer	4,5 bis 5,9 Millionen/mm^3

Interpretation:

- Die in Deutschland häufigste Ursache für eine Verminderung ist die Eisenmangelanämie, die überwiegend als Folge chronischer Blutungen auftritt (Magen-Darm-Trakt, gynäkologische Blutungen) oder bei einem nicht gedeckten Mehrbedarf an Eisen (Schwangerschaft, Kindheit).
- An der Zahl der roten Blutkörperchen kann man nur dann eine echte Anämie oder Polyglobulie erkennen, wenn die Blutflüssigkeitsmenge (Plas-

mavolumen) normal ist. Zum Beispiel bei zu geringen Trinkmengen (Senioren, Frauen), starkem Schwitzen oder Durchfall kommt es zu einem Wassermangel, so dass die normale Erythrozytenzahl fälschlicherweise als erhöht angesehen werden kann.

GLUCOSE (Blutzucker)

Mehrmalige eindeutig erhöhte Glucosespiegel im Blut (Hyperglykämie) sind das wichtigste laborchemische Zeichen zum Aufspüren der Zuckerkrankheit, Diabetes mellitus genannt. Regelmäßige Blutzuckerbestimmungen durch den Patienten mithilfe von Blutzuckermessgeräten dienen der Therapiekontrolle dieser Stoffwechselerkrankung.

	Normwerte	**Verdacht**	**Diabetes mellitus**
nüchtern	unter 98 mg/dl	98 bis 110 mg/dl	über 110 mg/dl
zwei Stunden nach dem Essen (Fingerbeere)	unter 140 mg/dl	140 bis 200 mg/dl	über 200 mg/dl
zwei Stunden nach dem Essen (Venenblut)	unter 125 mg/dl	125 bis 180 mg/dl	über 180 mg/dl

Diese Werte entsprechen der Angabe mmol/l (Umrechnungsfaktor 18:1):

	Normwerte	**Verdacht**	**Diabetes mellitus**
nüchtern	unter 5,4 mmol/l	5,4 bis 6,1 mmol/l	über 6,1 mmol/l
zwei Stunden nach dem Essen (Fingerbeere)	unter 7,8 mmol/l	7,8 bis 11,1 mmol/l	über 11,1 mmol/
zwei Stunden nach dem Essen (Venenblut)	unter 7,0 mmol/l	7,0 bis 10 mmol/l	über 10 mmol/l

Interpretation:

- Der Nüchternblutzucker ist für die Feststellung eines Diabetes wenig aussagekräftig.
- Auffällig ist hingegen, dass der Blutzucker bei Diabetikern nach den Mahlzeiten viel deutlicher steigt als bei Gesunden; die Ausgangswerte werden entweder mit erheblicher zeitlicher Verzögerung oder gar nicht mehr erreicht.
- Liegt der Nüchternblutzucker unter 120 mg/dl (6,7 mmol/l) und der Wert nach dem Frühstück über 140 mg/dl (7,8 mmol/l), sollte beim Arzt ein Zuckerbelastungstest (oraler Glucosetoleranztest) zur Klärung durchgeführt werden.
- Die Blutzuckerwerte sind im Kapillarblut aus der Fingerbeere (zum Beispiel Selbstbestimmung durch den Patienten) höher als im Venenblut (zum Beispiel nach Blutentnahme durch den Arzt).
- Der Diabetes gilt als gesichert, wenn die Blutglucose nüchtern mindestens zweimal erhöht und/oder der Wert nach dem Essen einmal zweifelsfrei erhöht ist.
- Typische Symptome des Diabetes sind Durst, häufiges Wasserlassen, Heißhunger und Gewichtsverlust.
- Bei Krankheit (Erkältung, Fieber, Durchfall, Erbrechen etc.) gerät der Stoffwechsel des Diabetikers in Unordnung. Der Patient muss daher vermehrte Blutzuckerkontrollen durchführen. Bei Insulintherapie empfiehlt es sich, die Dosis vorübergehend zu halbieren.
- Arzneimittel-Nebenwirkungen: Kortison, Pille, Betablocker, Schilddrüsenhormone, harntreibende Präparate (Diuretika).
- Ein Diabetes kann sich erstmals während der Schwangerschaft manifestieren. Bildet er sich

zurück, haben die Patientinnen jedoch ein erhöhtes Risiko, in den folgenden Jahren einen Diabetes zu entwickeln.

Eine dauerhaft gute Stoffwechseleinstellung mit möglichst normalen Blutglucosewerten ist das Ziel der Diabetestherapie und nach heutigem Wissensstand eine wichtige Voraussetzung dafür, das Risiko für Komplikationen wie Arteriosklerose, Nierenversagen, Augenveränderungen oder Nervenstörungen zu vermindern. Ein Diabetiker ist mit Diät, oralen Medikamenten (Antidiabetika) oder Insulin gut oder weniger gut eingestellt, wenn er nach dem Stich in die Fingerbeere mit dem Teststäbchen folgende Werte misst:

	gut	**mittel**	**schlecht**
nüchtern	80 bis 110 mg/dl	110 bis 140 mg/dl	über 140 mg/dl
nach dem Essen	100 bis 145 mg/dl	145 bis 180 mg/dl	über 180 mg/dl

- Eine der größten Diabetes-Studien (UKPDS = United Kingdom Prospective Diabetes Study) zeigte deutlich, dass Folgeschäden nur durch eine exakte und scharfe Einstellung der Blutzuckerwerte vermieden werden. Dabei ist es nicht wichtig, wodurch die Blutzuckerwerte in den Normalbereich gesenkt werden („nicht der Weg, sondern das Ziel ist wichtig").
- Aufgrund der Spätkomplikationen weisen Diabetiker derzeit noch eine zehn bis 15 Jahre niedrigere Lebenserwartung auf als Stoffwechselgesunde.
- Die Studie zeigte auch, dass die wenigsten Patienten über einen Zeitraum von zehn Jahren mit einem einzigen Medikament auskommen. Die Mehrzahl der Patienten benötigt eine Kombination verschiedener Arzneimittelgruppen.

Ursachen für niedrigen Blutzucker (Hypoglykämie):

- überschießende Diabetestherapie
- Alkoholkonsum auf nüchternen Magen
- Arzneimittel: Antikoagulantien („Blutverdünnungsmittel"), Antiphlogistika („Entzündungshemmer"), Salicylate
- Erkrankungen der Bauchspeicheldrüse (Insulinom)
- hormonell bedingte Erkrankungen
- Tumoren (Leberkarzinom)

GGT (Gamma-Glutamyl-Transferase)

Die Gamma-Glutamyl-Transferase (GGT) ist ein Enzym, das sich auf der Oberfläche der Zellen einiger Organe eingenistet hat: der Bauchspeicheldrüse, der Leber, aber auch der Nieren. Unter bestimmten Bedingungen wird die GGT von der Zelloberfläche in das Blutplasma abgespült.

NORMBEREICH	neu (37 °C)	alt (25 °C)
Frauen	unter 40 U/l	unter 18 U/l
Männer	unter 60 U/l	unter 28 U/l

Ursachen für erhöhte GGT:

- Erkrankungen der Leber und Gallenwege
  - Die Erhöhung der GGT ist eines der empfindlichsten Zeichen für eine Leber-Gallen-Erkrankung! Dies gilt vor allem für Erkrankungen, die zu einem Rückstau von Gallensäuren in das Lebergewebe führen (Entzündungen, Steine, Tumoren).
- Herzerkrankungen
  - Nach Herzinfarkt steigt die GGT langsam an und erreicht ihren Gipfel am Ende der ersten Woche.
  - Erhöhte GGT-Werte kommen auch bei mehr als 50 Prozent der Patienten mit koronarer Herzkrankheit vor.

- Erkrankungen der Bauchspeicheldrüse
- Diabetes mellitus
- Bluthochdruck (besonders in Kombination mit Fettstoffwechselstörungen)
- Gefäß- und Tumorerkrankungen im Gehirn
- Arzneimittel/Gifte
- Alkohol
  - In zahlreichen Untersuchungen wurde belegt, dass die Erhöhung der GGT mit der täglich aufgenommenen Menge Alkohol zusammenhängt. Bei einer Alkohol-Entziehungskur sinkt die GGT bei den meisten Patienten innerhalb von zwei Wochen um die Hälfte und erreicht nach fünf Wochen nahezu normale Werte.

GOT (siehe AST)

GPT (siehe ALT)

HÄMATOKRIT

Der Hämatokrit (HKT) gibt an, welchen prozentualen Anteil die roten Blutkörperchen in einem Liter Blut einnehmen. Die Hämatokrit-Bestimmung wird zur Verlaufsbeurteilung der Blutzusammensetzung in Notfallsituationen, in der Transfusionsmedizin und bei der therapeutischen Blutverdünnung eingesetzt. Außerdem hilft der Wert bei der Diagnose von Anämien, Polyglobulien sowie Flüssigkeitsverschiebungen.

NORMBEREICH		
Frauen	35 bis 47 Prozent	0,35 bis 0,47 l/l
Männer	40 bis 54 Prozent	0,40 bis 0,54 l/l

HÄMOGLOBIN

Mit Hämoglobin (Hb) werden alle Varianten des roten Blutfarbstoffes bezeichnet. Der rote Blutfarbstoff bindet den Sauerstoff aus der Luft und gibt ihn – über den Blutweg – an alle Organe ab. Die Hämoglobin-Konzentration ist neben der Erythrozytenzahl und dem Hämatokrit (HKT) das dritte Kriterium zur Diagnose und Klassifikation von Anämien und Polyglobulien. Eine Anämie kann angenommen werden, wenn die Hb-Konzentration folgende Grenzwerte unterschreitet:

NORMBEREICH	
Frauen	12 bis 16 g/dl
Männer	14 bis 18 g/dl
Schwangere	11 g/dl
Kinder 6 Monate bis 6 Jahre	11 g/dl
Kinder 7 bis 14 Jahre	12 g/dl

HARNSÄURE

Die Harnsäure ist ein Stoffwechsel-Endprodukt, das beim Abbau von Zellkernen (Purinen) entsteht und über die Nieren ausgeschieden wird. Der Gesamtgehalt des Organismus an Harnsäure, der Harnsäurepool, beträgt etwa ein Gramm. Die tägliche Harnsäureaufnahme in den Pool setzt sich zusammen aus dem Abbau und Umbau körpereigener Zellen (etwa 350 mg/Tag) und der Aufnahme von Purinen aus der Nahrung (über 300 mg/Tag).

NORMBEREICH		
Frauen	2,3 bis 6,1 mg/dl	137 bis 363 µmol/l
Männer	3,6 bis 8,2 mg/dl	214 bis 448 µmol/l

Ursachen für erhöhte Harnsäurewerte:

- genetisch bedingt (betroffen sind vorwiegend Männer im mittleren Alter, junge Frauen nie und Frauen nach den Wechseljahren selten.)
- Übergewicht (!)
- Leukämie, Tumoren, Krebstherapie
- Nierenfunktionsstörung
- Schwangerschaft (in der zweiten Hälfte)
- Arzneimittel (Entwässerungsmittel)

Interpretation:

- Der häufigste Anlass zur Bestimmung der Harnsäure ist die Vermutung, dass Gelenkschmerzen (vorwiegend im Großzehengrundgelenk) auf eine Gichtattacke zurückzuführen sind.
- Mit steigender Konzentration erhöht sich das Risiko, an Gicht (Ablagerung von Kristallen im Gewebe) zu erkranken. Bei einem Harnsäurespiegel zwischen 8 und 9 mg/dl erleiden 25 Prozent der Betroffenen, bei Werten über 9 mg/dl die Mehrzahl irgendwann einmal einen Gichtanfall.
- Die Bestimmung der Harnsäure ist von großer Bedeutung bei der Tumortherapie mit Krebsmedikamenten (Zytostatika) und/oder ionisierenden Strahlen. Werden größere Tumor- und Zellmassen eingeschmolzen, steigt die Harnsäurekonzentration rasch an, sodass es zu schweren Nierenschädigungen kommen kann. Durch Bestimmung in kurzen Zeitintervallen muss die zytostatische Therapie so gesteuert werden, dass kritische Harnsäurespiegel vermieden werden.

- Ein erhöhter Harnsäurespiegel tritt häufig zusammen mit hohen Blutfettwerten, Bluthochdruck und/oder Alkoholismus auf.

Maßnahmen, die erhöhte Harnsäurewerte im Blut normalisieren:

- Übergewicht reduzieren!
- Die Mahlzeiten sollten ohne Innereien (Bries, Leber), Wild, Sardinen, Sardellen und Fleischextrakt zubereitet werden.
- Genussmittel (Alkohol, Kaffee) nur in Maßen konsumieren.

HARNSTOFF

Harnstoff ist das Endprodukt des Eiweißstoffwechsels und wird in der Leber gebildet. Die Harnstoffkonzentration im Blut hängt im Wesentlichen von drei Faktoren ab:
1) der täglichen Eiweißzufuhr,
2) dem Ernährungszustand (Abmagerung),
3) der Ausscheidungsfunktion der Nieren.

NORMBEREICH	17 bis 43 mg/dl (2,8 bis 7,2 mmol/l)

Ursachen für erhöhte Harnstoffwerte:

- Nierenfunktionsstörungen (Herzschwäche, Nierensteine, Nierentumoren)
- Fieber, Verbrennungen
- Arzneimittel/Gifte:
  - Schmerzmittel (Analgetika)
  - Entzündungshemmer (Antiphlogistika)
  - Antibiotika
  - Entwässerungsmittel (Diuretika)
  - Krebsmedikamente (Zytostatika)

Interpretation:

- Generell ist die Bestimmung des Harnstoffs im Blut nur ein unspezifischer und unsensibler Parameter zur Beurteilung der Filterfunktion der Nieren, da die Spiegel erst ansteigen, wenn mehr als die Hälfte aller Nierenfilter geschädigt sind.
- Sie dient der Überwachung einer eiweißreduzierten Diät.
- Dies gilt auch für die Kontrolle der Harnstoffausscheidung im Urin.

HbA_1 und HbA_{1c} (glykosyliertes Hämoglobin)

Ob es dem Diabetiker über einen Zeitraum von etwa zwei Monaten gelungen ist, seine Stoffwechselstörung diätetisch und/oder mit Medikamenten zu beherrschen, kann der Arzt durch Bestimmung einer Form des Blutfarbstoffes Hämoglobin – des glykosylierten Hämoglobins HbA_1 und HbA_{1c} – im Venenblut feststellen.
Die Normbereiche für HbA_1 und HbA_{1c} unterscheiden sich stark je nach verwendeter Methode. Bitte erfragen Sie bei Ihrem Arzt oder Ihrem Labor den gültigen Normbereich.

Medikamentöse Einstellung des Diabetes (Kapillarblut):

	gut	mittel	schlecht
HbA_1	unter 8,0 Prozent	8,0 bis 9,5 Prozent	über 9,5 Prozent
HbA_{1c}	unter 6,5 Prozent	6,5 bis 7,5 Prozent	über 7,5 Prozent

Interpretation:

- Ist das HbA_{1c} um ein Prozent erhöht, lag der Blutzuckerwert in den vorangehenden Monaten durchschnittlich 30 mg/dl (1,7 mmol/l) über dem Normbereich.
- HbA_{1c}-Werte, die mehr als drei Prozent über dem Normbereich liegen, entsprechen einem mittleren Blutzuckerspiegel von über 200 mg/dl (11,1 mmol/l).
- Es bestehen keine Unterschiede der HbA_{1c}-Werte im Hinblick auf Diabetestyp oder Behandlungsstrategie (Tabletten oder Insulin).
- Beim Diabetiker sollten die HbA_{1c}-Werte des Gesunden („Normalisierung") angestrebt werden.
- Wird der HbA_{1c}-Anteil konsequent um ein Prozent gesenkt, verringert sich das Risiko von diabetesbedingten Komplikationen um 21 Prozent.

HDL-CHOLESTERIN

Etwa 25 Prozent des Gesamtcholesterins wird im Blut mit Fetteiweißpartikeln hoher Dichte transportiert. Diese „High Density Lipoproteine" werden als HDL abgekürzt. In der Laienpresse gelten sie vereinfacht als das „gute" Cholesterin, weil in zahlreichen Studien nachgewiesen wurde, dass HDL-Werte über 35 mg/dl einen gewissen Schutz vor arteriosklerosebedingten Erkrankungen bieten.

	unauffällig	mäßiges Risiko	erhöhtes Risiko
Frauen	über 65 mg/dl (über 1,7 mmol/l)	65 bis 45 mg/dl (1,7 bis 1,2 mmol/l)	unter 45 mg/dl (unter 1,2 mmol/l)
Männer	über 55 mg/dl (über 1,42 mmol/l)	55 bis 35 mg/dl (1,4 bis 0,9 mmol/l)	unter 35 mg/dl (unter 0,9 mmol/l)

Interpretation:

- Niedrige HDL-Werte stellen ein erhöhtes Risiko für Arteriosklerose dar, wenn gleichzeitig das Gesamtcholesterin erhöht ist.
- Zwei Drittel aller Infarktpatienten haben HDL-Werte unter 35 mg/dl (PROCAM-Studie).
- Niedrige HDL-Spiegel werden häufig bei Übergewicht, mangelnder körperlicher Bewegung sowie bei Rauchern gemessen.
- HDL-Cholesterin scheint ein Risikofaktor zu sein, der unabhängig von der Gesamtcholesterin-Konzentration ist.
- Mit jeder Erhöhung des HDL-Cholesterins um 1 mg/dl verringert man sein Herzrisiko statistisch um zwei bis drei Prozent.
- Aktuelle Forschungen zielen darauf, die HDL-Konzentration im Blut mit Arzneimitteln zu heben.

IMMUNGLOBULINE

Immunglobuline (Ig) sind verschiedene Eiweißstoffe, die von den weißen Blutkörperchen nach Kontakt des Organismus mit Viren, Bakterien, Pilzen, Pollen usw. gebildet werden und als „Abfangstoffe" (Antikörper) im Blut, in den Gewebsflüssigkeiten und in Körpersekreten vorhanden sind. Klinisch bedeutsam sind sowohl (angeborene oder erworbene) Verminderungen als auch Erhöhungen der einzelnen Immunglobulinklassen IgG, IgA, IgM und IgE.

Ursachen für erhöhte Immunglobulinwerte:

- IgG: chronische Entzündungen von Leber, Nieren, Gelenken
- IgA: Leberzirrhose, Tuberkulose, Pilzinfektionen, Autoimmunerkrankungen
- IgM: Frühstadium akuter Virusinfektionen
- IgE: Allergien, Parasitenbefall

Ursachen für verminderte Immunglobulinwerte:

- Krebserkrankungen, Leukämie,
- Virusinfektionen (Masern, Röteln)
- Nieren-, Magen-, Darm-Erkrankungen
- Arzneimittel (Zytostatika, Kortison)
- Strahlen
- Mangelernährung

KALIUM

Kalium ist verantwortlich für den Flüssigkeitsgehalt (osmotischer Druck) in der Zelle. Es spielt eine Rolle beim Eiweißaufbau und der Kohlenhydratverwertung. Kalium steuert die Reizleitung der Nerven und in Verbindung mit Calcium die Fähigkeit zur Kontraktion nicht nur der Skelettmuskeln, sondern auch der Herz- und Gefäßmuskeln. Kalium kommt im Zellinneren in sehr hoher Konzentration vor (155 mmol/l), außerhalb der Zellen jedoch nur in sehr niedriger (4 mmol/l). Wie bei Natrium wird das Konzentrationsgefälle an der Zellwand aktiv mithilfe der Natrium-Kalium-Pumpe aufrechterhalten. Die daraus resultierende Spannung ermöglicht die Informationsübermittlung zwischen den Zellen des Körpers.

NORMBEREICH	3,6 bis 4,8 mmol/l

Ursachen für vermindertes Kalium:

- Erbrechen, Durchfall, Magen-Darm-Operationen
- Insulintherapie (Insulin fördert die Aufnahme von Glucose in die Zellen. Gleichzeitig wird mit der Glucose auch Kalium aus dem Blut in die Zellen aufgenommen, folglich sinkt der Kaliumspiegel im Blut.)
- Arzneimittel/Gifte
  - Entwässerungsmittel
  - Abführmittel, Kortison
  - Antibiotika (Amphotericin B, Carbenicillin)
  - übermäßiger Lakritz-Konsum

Ursachen für erhöhtes Kalium:

- Operationen
- Verbrennungen
- Nierenfunktionsstörung (fortgeschritten)
- Arzneimittel

Interpretation:

- Die Kaliumbestimmung ist eine der wichtigsten Kontrollen bei:
  - Niereninsuffizienz,
  - Therapie mit Herzmedikamenten,
  - Störungen der Nebennierenrinde,
  - Verdacht auf Missbrauch von Abführmitteln.
- 98 Prozent der gesamten Kaliummenge des Menschen befindet sich in den Zellen. Daher ist die Bestimmung der Kaliumkonzentration im Blut kein ausreichender Repräsentant der Kaliumbilanz des Organismus – sie spiegelt maximal zwei Prozent des Gesamtkaliums wider!
- Normale oder erhöhte Werte im Serum besagen daher noch nicht, dass auch die Zellen einen normalen beziehungsweise vermehrten Kaliumgehalt haben. Im Verdachtsfall prüft der Arzt die Funktion

kaliumempfindlicher Organe. Das Elektrokardiogramm (EKG) ist hierfür das ideale Verfahren, denn erhöhte Kaliumspiegel verändern die Erregungsleitung innerhalb des Herzmuskels.

- Im klinischen Alltag beobachtet man jedoch häufiger zu geringe Kaliumwerte.

KARDIALE TROPONINE

Als Reaktion auf – selbst geringste – Schädigungen des Herzmuskels steigt die Konzentration der kardialen Troponine T und I im Blut an. Dies ist sehr hilfreich bei Verdacht auf einen akuten Herzinfarkt, denn bereits kurz nach dem Ereignis können diese Parameter nachgewiesen werden. Drei bis vier Tage später ist es sogar möglich, Rückschlüsse auf die Größe des Infarktbereichs zu ziehen.

NORMBEREICH	
Troponin I	unter 0,1 bis 2,0 µg/l (je nach Testsystem)
Troponin T	unter 0,1 µg/l

Interpretation:

- Troponin ist spezifischer als andere Marker (CK, CK-MB). Das heißt, man kann einen Herzmuskelschaden kaum übersehen.
- Troponin bleibt nach einem Herzinfarkt länger erhöht als andere Marker (ein bis zwei Wochen). Das bedeutet, dass man auch einen zurückliegenden Infarkt diagnostizieren kann.
- Der Troponinwert hat sich als guter Anzeiger für die Risikoabschätzung, die Wahl der Behandlung und die Erfolgskontrolle der Behandlung erwiesen.

- Ist das Troponin bei Mehrfachmessungen normal, dann ist ein Herzinfarkt auszuschließen.

KREATININ

Kreatinin entsteht bei Muskelarbeit durch Abbau der Energiespeicher Kreatin und Kreatininphosphat. Die Kreatininmenge ist daher abhängig von der Muskelmasse und der Muskelarbeit. Kreatinin wird fast vollständig über die Nieren ausgeschieden und korreliert mit der Filterfunktion der Nieren. Kreatinin wird bei Verdacht auf akute und chronische Nierenerkrankungen sowie Nierenschädigungen durch Bluthochdruck oder Medikamente bestimmt.

NORMBEREICH	alte Einheit	SI-Einheit
Frauen	0,66 bis 1,09 mg/dl	58 bis 96 µmol/l
Männer	0,84 bis 1,25 mg/dl	74 bis 110 µmol/l

Ursachen für erhöhtes Kreatinin:

- Nierenversagen
- Diabetes mellitus
- Verbrennungen
- Muskelerkrankungen
- Arzneimittel/Gifte:
  - Schmerzmittel (Analgetika)
  - Entzündungshemmer (Antiphlogistika)
  - Antibiotika
  - Entwässerungsmittel (Diuretika)
  - Krebsmedikamente (Zytostatika)

Fehlerquellen:

- Bei hohem Blutzucker und diabetischem Koma sind die Werte zu hoch.

- Bei verminderter Muskelmasse (Kinder, Frauen, schmächtige ältere Menschen) ist der Kreatininwert erniedrigt.
- Bei Muskelverletzungen sind die Werte leicht erhöht.

Interpretation:

- Da der Kreatininspiegel erst ansteigt, wenn mehr als 50 Prozent der Nierenfilter „arbeitsunfähig" sind, dient dieser Parameter als Maß für eine fortgeschrittene Nierenfunktionsstörung.
- Bei Patienten mit eingeschränkter Nierenfunktion kann die Dosis von Arzneimitteln, die über die Nieren ausgeschieden werden, mithilfe der Kreatininbestimmung festgelegt und kontrolliert werden.
- Genauer ist die Bestimmung der Kreatinin-Clearance, die Auskunft über die Filtrationsleistung der Nieren gibt. Hierfür müssen die Kreatininkonzentrationen im 24-Stunden-Urin und im Blut gemessen werden.

LAKTAT-DEHYDROGENASE (LDH)

Die Laktat-Dehydrogenase (LDH) ist ein Enzym, das in fast allen Zellen vorliegt. Eine beträchtliche Konzentration findet sich in der Leber, den roten Blutkörperchen, den Skelettmuskeln und im Herzmuskel. Daher führt jeder Zelluntergang und jede Membranschädigung in diesen Systemen zu einer LDH-Erhöhung im Blut.

NORMBEREICH	unter 250 U/l

Ursachen für erhöhte LDH-Werte:

- Herzinfarkt
- Lebererkrankungen (Hepatitis)
- Muskelerkrankungen
- Anämie (bis zu 40facher Anstieg)
- Tumoren, Leukämie
- Operationen

Interpretation:

- Häufigste Ursachen von LDH-Erhöhungen sind Erkrankungen der Leber, des Herzens, der Skelettmuskulatur und des blutbildenden Systems.
- Beim Herzinfarkt beobachtet man einen LDH-Anstieg nach sechs bis zwölf Stunden. Der Maximalwert ist nach 24 bis 60 Stunden erreicht und kann bis zum Zehnfachen des oberen Normwertes betragen. Normalisierung zwischen dem siebten und 15. Tag.

LDL-CHOLESTERIN

Etwa 70 Prozent des Gesamtcholesterins wird im Blut mithilfe von Fetteiweißpartikeln geringer Dichte transportiert. Diese „Low-Density-Lipoproteine" werden kurz als LDL bezeichnet. In der Laienpresse gelten sie als das „schädliche" Cholesterin. Da LDL-Partikel wesentlich zur Bildung arteriosklerotischer Ablagerungen beitragen, stellt das LDL-Cholesterin einen wichtigen – wenn nicht den wichtigsten – Faktor dar, Personen mit erhöhter Herzgefährdung zu erkennen.

	unauffällig	mäßiges Risiko	erhöhtes Risiko
LDL-Cholesterin	unter 130 mg/dl (unter 3,4 mmol/l)	130 bis 160 mg/dl (3,4 bis 4,2 mmol/l)	über 160 mg/dl (über 4,2 mmol/l)

Wenn bereits Risikofaktoren vorliegen, gelten niedrigere Werte:

nach Herzinfarkt, Schlaganfall oder anderen Gefäßerkrankungen	unter 100 mg/dl (2,6 mmol/l)
bei Diabetes mellitus	unter 100 mg/dl (2,6 mmol/l)

LEUKOZYTEN (Weiße Blutkörperchen)

Bei den weißen Blutkörperchen (Leukozyten) handelt es sich nicht um eine einheitliche Zellgruppe; vielmehr werden unter diesem Begriff unterschiedliche Zelltypen zusammengefasst (siehe Differenzialblutbild), die ihre Aufgaben als „Abwehrtruppe" des Organismus in den verschiedenen Körpergeweben erfüllen: Sie schützen den Menschen vor schädigenden Einflüssen und entfernen eingedrungene Fremdkörper wie Bakterien, Viren oder Pilze. Von ihrem Bildungsort im Knochenmark erreichen die Leukozyten auf dem Blutweg die verschiedenen Gewebe. Dort gehen sie nach kurzer Zeit zugrunde. Daher finden sich nur 50 Prozent aller im Organismus vorhandenen weißen Blutkörperchen im Gefäßsystem.

NORMBEREICH	4 300 bis 10 000/mm^3

Ursachen für erhöhte Leukozytenzahlen:

- Infektionen, Entzündungen
- Krebserkrankungen
- Herzinfarkt
- Knochenmarkserkrankungen
- hoher Blutverlust
- Verbrennungen

Ursachen für verminderte Leukozytenzahlen:

- Grippe, Masern, Röteln, Typhus, Sepsis (Spätstadium)
- Strahlen- und Krebstherapie
- Arzneimittel-Nebenwirkungen

Interpretation:

- Die häufigste Ursache für eine Vermehrung der weißen Blutkörperchen (Leukozytose) sind Infektionen.
- Leukozytenzahlen von 4 000 bis 2 500/mm^3 werden als grenzwertig krankhaft, unter 2 500/mm^3 als sicher krankhaft eingestuft. Meist sind Medikamente oder Erkrankungen des Knochenmarks die Ursache.

LIPOPROTEIN (a)

Das Lipoprotein (a) ist ein dem LDL verwandtes Fettmolekül mit zwei Wirkmechanismen: Es begünstigt die Entwicklung arteriosklerotischer Veränderungen der Gefäßwände. Außerdem beeinflusst Lipoprotein (a) die Blutgerinnung und fördert die Thrombosebildung. Lipoprotein (a) ist ein von allen anderen Fett-Parametern unabhängiger Risikofaktor für die koronare Herzkrankheit und die Arteriosklerose der Gehirngefäße.

NORMBEREICH	unter 30 mg/dl

MAGNESIUM

Magnesium unterstützt alle Reaktionen, die für die Energiegewinnung innerhalb der Zellen verantwortlich sind. Der Mineralstoff aktiviert mehr als 300 Enzyme. Veränderungen des Magnesiumspiegels im Blut können mit klinischen Symptomen einhergehen. Diese sind aber selten deutlich oder charakteristisch. Ausgeprägter Magnesiummangel hingegen bewirkt eine Übererregbarkeit der Muskeln (ähnlich dem Calciummangel) und das Auftreten von Herzrhythmusstörungen.

NORMBEREICH		
Frauen	1,9 bis 2,5 mg/dl	0,77 bis 1,03 mmol/l
Männer	1,8 bis 2,6 mg/dl	0,73 bis 1,06 mmol/l

Ursachen für vermindertes Magnesium:

- Resorptionsstörungen im Magen-Darm-Trakt durch:
  - Diätfehler,
  - Alkohol,
  - akute Bauchspeicheldrüsenentzündung,
  - Leberzirrhose;
- erhöhte Verluste:
  - im Magen-Darm-Trakt
  - über die Nieren
  - bei Verbrennungen
- Hormone:
  - in der Schwangerschaft
  - bei Überfunktion der Schilddrüse
- Arzneimittel

Ursachen für erhöhtes Magnesium:

- chronische Nierenfunktionsstörung
- Arzneimittel

NATRIUM

Natrium ist zuständig für die Regulation des Flüssigkeitshaushalts im Körper und sorgt für optimale Verteilung der Flüssigkeit innerhalb und außerhalb der Zellen. Der größte Teil (98 Prozent) des Natriums befindet sich außerhalb der Zellen.

NORMBEREICH	135 bis 145 mmol/l

Ursachen für vermindertes Natrium:
- Durchfall, Erbrechen
- starkes Schwitzen, Fieber
- Arzneimittel (Diuretika)
- Nierenerkrankungen
- Hormonstörungen

Ursachen für erhöhtes Natrium:
- Flüssigkeitsmangel
- Nierenerkrankungen
- Diabetes mellitus
- Hormonstörungen

PSA (Prostataspezifisches Antigen)

Das Prostataspezifische Antigen (PSA) ist ein Eiweißstoff, den die Vorsteherdrüse des Mannes (Prostata) produziert.

GRENZWERTE	
40 bis 49 Jahre	bis 2,5 ng/ml
50 bis 59 Jahre	bis 3,5 ng/ml
60 bis 69 Jahre	bis 4,5 ng/ml
70 bis 79 Jahre	bis 6,5 ng/ml
Graubereich	4 bis 10 ng/ml

Ursachen für erhöhte PSA-Werte:

- Prostatakrebs
- Vergrößerung der Prostata (Prostatahyperplasie)
- Entzündung der Prostata (Prostatitis)
- Entnahme von Gewebeproben (Biopsien) und Operationen
- Radfahren

Interpretation:

- Der PSA-Wert unterliegt natürlichen Schwankungen und ist zudem altersabhängig.
- Bei erhöhten Werten steigt die statistische Wahrscheinlichkeit für eine krankhafte Veränderung der Prostata.
- Der PSA-Wert ist allerdings kein spezifischer Marker für Prostatakrebs.
- Ist dennoch Prostatakrebs diagnostiziert worden, kann mithilfe des PSA-Tests das Krebswachstum und der Erfolg der Therapie kontrolliert werden.
- Allgemein anerkannt ist der Schwellenwert von 4,0 ng/ml.
- Die Wahrscheinlichkeit, ein Prostatakarzinom zu entdecken, liegt bei PSA-Werten zwischen 4 und 10 ng/ml bei 25 Prozent und bei einer Serumkonzentration über 10 ng/ml bei bis zu 50 Prozent.
- Ein Versuch, die Aussagekraft des PSA-Wertes zu verbessern, besteht darin, verschiedene PSA-Bestandteile im Blut getrennt zu betrachten. Dort hat PSA zwei Hauptformen: das „freie PSA" (f-PSA) und das komplexe PSA (PSA-ACT).
- Weniger als 14 bis 21 Prozent (je nach Testsystem) freies PSA deutet auf einen bösartigen Tumor, während ein höherer Wert eher auf einen gutartigen Tumor schließen lässt.
- Der PSA-Wert wird beim Facharzt für Urologie bestimmt. In Apotheken werden Prostata-

schnelltests angeboten, die den PSA-Gesamtwert messen.

RHEUMAFAKTOR

Als Rheumafaktor werden Antikörper gegen körpereigene Abwehrstoffe (häufig Autoantikörper der Klasse IgM gegen körpereigenes IgG) bezeichnet.

NORMBEREICH	unter 14 U/ml

Interpretation:

- Der Rheumafaktor ist nur bei etwa 80 Prozent der Patienten mit rheumatoider Arthritis nachweisbar, in den ersten sechs Monaten der Erkrankung sogar nur bei etwa 50 bis 60 Prozent der Betroffenen. Daraus folgt: Obwohl kein Rheumafaktor im Blut oder der Gelenkflüssigkeit nachweisbar ist, kann ein Patient dennoch an rheumatoider Arthritis erkrankt sein. Man spricht dann von einer seronegativen rheumatoiden Arthritis. Ein fehlender Rheumafaktor ist also noch keine Entwarnung für Arzt und Patienten.
- Andererseits kann der Rheumafaktor auch bei chronischen Infektionskrankheiten (Tuberkulose, chronische Hepatitis) sowie bei sechs bis acht Prozent der Gesunden nachgewiesen werden.
- Der Rheumafaktor ist somit nur ein Mosaikstein, der neben den (meist typischen) Beschwerden des Patienten oder dem charakteristischen Röntgenbild für die Diagnose „rheumatoide Arthritis" wichtig ist.
- Typische Veränderungen der Blutwerte bei rheumatoider Arthritis können sein: Anstieg der Blutkörperchen-Senkungsgeschwindigkeit und des C-reaktiven-Proteins, Nachweis des Rheumafaktors (= seropositive rheumatoide Arthritis) sowie Abfall des Hämoglobinwerts.

- Je höher die Konzentration des Rheumafaktors, desto schwerer verläuft gewöhnlich die Erkrankung. Umgekehrt verringert sich der Wert bei nachlassenden Gelenkbeschwerden.
- Krebsmedikamente und Antirheumatika können die Werte beeinflussen.

THROMBOPLASTINZEIT (TPZ, Quick-Wert, INR)

Der Quick-Wert – auch als Thromboplastinzeit bezeichnet – dient als Suchtest bei Verdacht auf Störungen bestimmter Blutgerinnungsfaktoren (II, V, VII, X). Außerdem ist er der entscheidende Parameter bei der Einstellung und Therapieüberwachung mit Medikamenten zur „Blutverflüssigung" (Vitamin-K-Antagonisten, zum Beispiel Phenprocoumon).

NORMBEREICH	70 bis 120 Prozent

Ursachen für erhöhten Quick-Wert:

- Lebererkrankungen (Leberzirrhose)
- Vitamin-K-Mangel
- Mangel an Gerinnungsfaktoren

unter Therapie mit Vitamin-K-Antagonisten	15 bis 25 Prozent

Ziel der Therapie mit Vitamin-K-Antagonisten ist es, die Gerinnungsfähigkeit des Blutes zu senken. Um diesen Effekt zu erreichen, können sehr unterschiedliche Arzneimitteldosierungen benötigt werden. Dies ist auch von der Lebensweise des Patienten abhängig.

Der Quick-Wert wird beeinflusst durch:

- hohen Alkoholkonsum,

- Verzehr von Vitamin-K-reichen Speisen (Spinat, Kohl),
- gleichzeitige Einnahme von anderen Medikamenten (den Arzt befragen!).

Wie unterscheidet sich der INR-Wert vom Quick-Wert?
Lange Zeit waren die Testmethoden zur Bestimmung des Quick-Wertes zwischen verschiedenen Laboratorien und/oder Selbstmessgeräten nicht immer vergleichbar, da sie zu große Schwankungen aufwiesen. Zur Vereinheitlichung wurde von der Weltgesundheitsorganisation (WHO) die Auflage gemacht, alle Methoden auf ein offizielles Standardserum zu normieren. Die damit ermittelten, methodenunabhängigen Werte werden als „International Normalized Ratio" (INR) angegeben.
Der Quick-Wert von 100 Prozent einer gesunden Person entspricht einem INR-Wert von 1,0.

THROMBOZYTEN (Blutplättchen)

Die Zahl der Blutplättchen (Thrombozyten) wird bei unklaren Blutungen und Erkrankungen des Knochenmarks bestimmt. Sind die Blutplättchen funktionstüchtig, so besteht die Gefahr einer Blutung in der Regel erst bei Thrombozytenzahlen unter 30 000/mm^3.

NORMBEREICH	140 000 bis 440 000/mm^3

Ursachen für verminderte Blutplättchenzahl:
- Vererbung
- Schädigung der Blutplättchen im Blut durch:
  - Abwehrstoffe (Autoantikörper),
  - Medikamente,
  - Infektionen;

- verminderte Blutplättchenbildung im Knochenmark durch:
  - Karzinome; Leukämie,
  - Nahrungsmittelallergie,
  - Medikamente:
    - Sulfonamide (Antibiotika)
    - Chinidin (Herzrhythmusstörungen)
    - Schmerzmittel (Analgetika)
  - Infektionen,
  - Strahlenschädigung;
- vermehrte Zerstörung von Blutplättchen in der Milz
- Funktionsstörungen der Blutplättchen

Ursachen für erhöhte Blutplättchenzahl:

- Knochenmarkserkrankungen
- große Operationen
- entzündliche Erkrankungen
- Tuberkulose
- Krebsmetastasen
- Leukämie

TRIGLYCERIDE

Die Triglyceride sind ein Gemisch aus hunderten unterschiedlichen Kombinationen des Fettmoleküls Glycerin. Sie dienen den Zellen als Brennstoff für die Energiegewinnung.
Ein Teil von ihnen wird vom Organismus selbst gebildet. Ein anderer Teil – die mehrfach ungesättigten Fettsäuren – müssen allerdings mit der Nahrung aufgenommen werden.

	unauffällig	mäßiges Risiko	erhöhtes Risiko
Triglyceride	bis 180 mg/dl (bis 2,1 mmol/l)	181 bis 200 mg/dl (2,1 bis 2,3 mmol/l)	über 200 mg/dl (über 2,3 mmol/l)

Ursachen für erhöhte Triglyceridwerte:

- Vererbung
- Diabetes (bei 50 Prozent aller Diabetiker)
- Übergewicht
- Organ- oder Systemerkrankungen (Leber, Nieren, Schilddrüse, Bauchspeicheldrüse)
- Gicht
- Arzneimittel-Nebenwirkungen (Betablocker, „Entwässerungsmittel", „Pille")
- Alkoholmissbrauch

Interpretation:

- Die Bestimmung der Triglyceride dient zur Früherkennung von genetisch bedingten Fettstoffwechselstörungen. Dann sind Werte zwischen 500 und 1 000 mg/dl möglich.
- Wird zufällig ein erhöhter Triglyceridwert festgestellt, werden auch die anderen Fettparameter überprüft.
- Obwohl viele Herzinfarktpatienten erhöhte Triglyceridwerte aufweisen, war der Stellenwert dieser Fette als Risikofaktor der koronaren Herzkrankheit lange Zeit umstritten. Allerdings mehren sich die Hinweise, dass erhöhte Triglyceridspiegel im Blut als unabhängiger Risikofaktor für die koronare Herzkrankheit angesehen werden müssen. Dabei scheint die Kombination von erhöhtem Triglyceridspiegel mit erhöhtem LDL-Cholesterin ein speziell hohes Risiko darzustellen.

T3 und T4 (Schilddrüsenhormone)

In der Schilddrüse werden die Hormone T3 (Trijodthyronin), T4 (Thyroxin) und Calcitonin hergestellt. Kontrolliert wird die Aktivität der Schilddrüse jedoch durch übergeordnete Hormone, die im Gehirn produziert werden (TRH,

TSH). Das System aus TRH, TSH, T3 und T4 reguliert sich selbst über einen Regelkreis (negativer Rückkopplungsmechanismus). T3 und T4 sind im Blut zum größten Teil an Transporteiweiße gebunden. Die nicht an Eiweiß gebundenen T3- und T4-Moleküle werden freies T3 (fT3) und freies T4 (fT4) genannt.

Für die Bildung von T3 und T4 benötigt die Schilddrüse Jod. Bei Jodmangel (zum Beispiel infolge einer falschen Ernährung) ist die Schilddrüse nicht mehr in der Lage, T3 und T4 herzustellen. Deshalb wird im Gehirn vermehrt TSH ausgeschüttet, doch aufgrund des Jodmangels ohne Wirkung auf die T3- und T4-Konzentrationen. Als Reaktion vergrößert sich die Schilddrüse (Kropf, Struma).

Normbereich	
T3	0,9 bis 1,8 ng/ml
freies T3	3,5 bis 8,0 ng/l
T4	5,5 bis 11,0 µg/dl
freies T4	0,8 bis 1,8 ng/dl
TSH	0,3 bis 4,0 mU/l

Interpretation:

- Laborwerte bei einer Schilddrüsenunterfunktion (Hypothyreose):
  T3 fällt, T4 fällt, TSH steigt.
- Laborwerte bei einer Schilddrüsenüberfunktion (Hyperthyreose):
  T3 steigt, T4 steigt, TSH fällt.

TROPONIN I und TROPONIN T (siehe Kardiale Troponine)

TSH (Thyreoidea-stimulierendes Hormon, siehe T3 und T4)

UNTERSUCHUNGEN IM URIN

Mit dem Urin (Harn) werden verschiedene Stoffwechselprodukte aus dem Körper ausgeschieden. Bei einer Urinuntersuchung wird nach folgenden Kriterien beurteilt:

- Bakterien
- Blut
- Eiweißgehalt
- Zuckergehalt (Uringlucose)
- Ketone
- Leukozyten (weiße Blutkörperchen)
- Nitritgehalt
- pH-Wert (Säurewert)

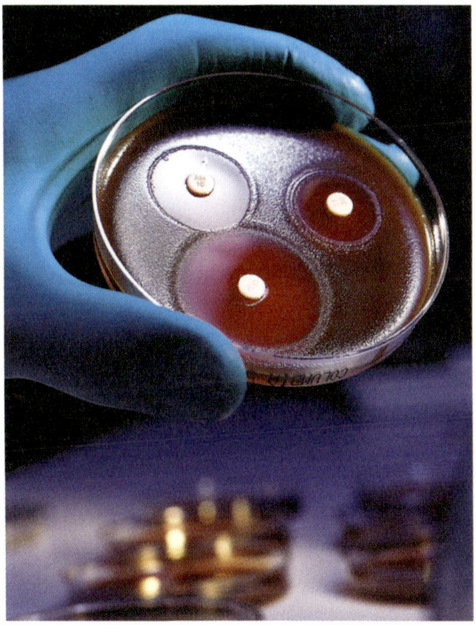

Unterschiedliche Antibiotika hemmen das Bakterienwachstum auf dem Nährboden verschieden stark – erkennbar an der Größe der bakterienfreien Fläche rund um die Arzneimittelproben.

BAKTERIEN

Für den Nachweis von Bakterien wird der so genannte Urikult-Test eingesetzt. Dabei werden Nährböden in die Urinprobe eingetaucht. Die Nährböden lagern über Nacht in einem Wärmeschrank und werden am nächsten Tag ausgewertet. Mit diesem Test wird die Bakterienzahl bestimmt.

Eine Urinkultur wird auf ganz ähnliche Weise angelegt. Im Unterschied zum Urikult-Test wird jedoch, nachdem die Keime auf einem Nährboden wachsen konnten, ein Antibiotikum aufgebracht. Diese Methode weist nach, ob die Bakterien gegen das Antibiotikum resistent sind.

BLUT

Blut im Urin – also die Ausscheidung von roten Blutkörperchen – kann als Symptom vieler Erkrankungen auftreten. Die sorgfältige Abklärung der Ursache ist daher unbedingt erforderlich. Bereits 0,5 Milliliter Blut sind in einem Liter Harn mit bloßem Auge als Rotfärbung zu erkennen, zum Beispiel bei:

- Nierensteinen, -tumoren, -entzündung
- Infektionen der Harnwege
- Bluthochdruck mit Beteiligung der Nierengefäße
- Diabetes mellitus
- Therapie mit „blutverdünnenden" Medikamenten (Antikoagulantien)
- Bluterkrankheit

Doch Vorsicht! Eine Rotfärbung des Urins kann auch auftreten nach Aufnahme bestimmter Nahrungsmittel (Rhabarber, rote Beete, Anilinfarbstoffe) sowie nach Einnahme bestimmter Medikamente (Phenothiazine, Phenazopyridin).

EIWEISS

Die Ausscheidung von Eiweiß mit dem Urin (Proteinurie) ist ein wichtiges, aber unspezifisches Zeichen für eine Nierenerkrankung. Die Ursache dafür ist entweder eine erhöhte Durchlässigkeit der Harnfilter, eine verminderte Rückresorption von Eiweiß in den Nierenkanälchen oder eine kombinierte Störung. Die Höhe der Eiweißausscheidung steht in direkter Beziehung zum Ausmaß des Nierenschadens, der immer einer weiteren Abklärung bedarf.

Die Proteinurie dient zum Nachweis von:
- Nierenerkrankungen
- Diabetes mellitus
- Bluthochdruck (Verlaufskontrolle)
- Herzinfarkt, Herzschwäche (infolge Stauung)

Proteinurie	24 Std. Sammelurin	Einzelmessung
Normbereich	bis 150 mg/Tag	bis 120 mg/l

Interpretation:

- Die Eiweißausscheidung im Urin ist eine häufige und gefürchtete Spätkomplikation bei Diabetikern und Hochdruckpatienten. Sind die Nieren bereits stark geschädigt, kann das weitere Voranschreiten der Zerstörung – auch bei guter Einstellung der Grundkrankheit – nur noch verlangsamt, aber nicht mehr aufgehalten werden. Es kommt also darauf an, die diabetische und hypertoniebedingte Nierenstörung frühzeitig zu erkennen!
- Der wichtigste Früherkennungsfaktor für den Diabetes mellitus ist die Mikroalbuminurie, bei der im Harn nach einem bestimmten Eiweißtyp (Albumin) gefahndet wird.

Albuminurie	**24 Std Sammelurin**	**Einzelmessung**
Normbereich	unter 30 mg/Tag	unter 20 mg/l
Mikroalbuminurie	30 bis 300 mg/Tag	20 bis 200 mg/l

- Bei einer Mikroalbuminurie lässt sich die Nierenschädigung noch therapeutisch beeinflussen durch präzise Stoffwechselkontrollen, eiweißarme Nahrung und Hochdruckeinstellung.
- Diabetikern und Hypertonikern wird daher empfohlen, den Harn mindestens einmal jährlich auf Mikroalbuminurie untersuchen zu lassen.
- Es gibt auch Situationen, in denen eine Proteinurie keinen Krankheitswert hat. Diese zeichnen sich dadurch aus, dass die Eiweißausscheidung im ersten Morgenurin normal ist, während im Verlauf des Tages doppelt so hohe Werte gefunden werden. Dies kann der Fall sein
  - in Abhängigkeit der körperlichen Lage (Orthostase)
  - in der Schwangerschaft

- bei starker körperlicher Belastung, Stress
- bei Unterkühlung, Erhitzung
- bei Wirbelsäulenverbiegung (Lordose)

GLUCOSE

Das häufig zuerst festgestellte Zeichen für einen Diabetes ist die Ausscheidung von Glucose im Harn (Glucosurie). Die Harnzuckerbestimmung ist somit die wichtigste Methode einen bisher nicht diagnostizierten Diabetes zu erkennen. Der Zuckernachweis im Urin kann nach dem „Alles-oder-Nichts-Gesetz" (qualitativ) und durch genaue Bestimmung der Menge (quantitativ) erfolgen. Die qualitative Bestimmung wird als Diabetessuchtest und zur Stoffwechselselbstkontrolle durch den Patienten eingesetzt. Dazu werden Teststreifen verwendet, welche die normale Glucoseausscheidung (im Mittel 15 mg/dl) unberücksichtigt lassen. Der Harnzucker bleibt nämlich nahezu unverändert, solange der Blutzucker nicht höher liegt als 160 bis 180 mg/dl (8,9 bis 10,0 mmol/l. Ab dieser Schwelle steigt die Glucosurie exponentiell an.
Doch Vorsicht! Sind die Nieren durch den Diabetes bereits geschädigt, findet man selbst bei Blutzuckerwerten von über 200 mg/dl (11,1 mmol/l) noch keine Glucose im Urin. Daher schließt das Fehlen von Harnzucker nicht generell eine manifeste Stoffwechselstörung aus.

Eine Glucosurie kann auch auftreten:

- während der Schwangerschaft,
- nach kohlenhydratreicher Mahlzeit,
- wenn die Nierenfunktion unter 30 Prozent sinkt.

Lässt sich eine Glucosurie bei normalen (!) Blutzuckerwerten nachweisen, dann liegt wahrscheinlich eine Nierenstörung vor.

KETONE

Der Nachweis von Ketonen (Aceton) im Harn ist ein wichtiger Hinweis für eine Stoffwechselentgleisung des Diabetikers, die zu einer Säurevergiftung (Ketoazidose) und zum bedrohlichen Koma führen kann. Betroffen sind vor allem unerkannte (insulinpflichtige) Diabetiker. Ketone werden in der Leber gebildet und mit dem Harn ausgeschieden, wenn immer weniger Zuckermoleküle vom Organismus verwertet (und stattdessen Fettsäuren aus dem Fettgewebe freigesetzt) werden.

Der Test sollte durchgeführt werden bei:

- anhaltend starker Zuckerausscheidung im Urin,
- Infekten, Befindlichkeitsstörungen,
- Auftreten typischer Diabetessymptome.

Ketone lassen sich auch nachweisen bei:

- Schlankheitskuren,
- Hungerzuständen (Nulldiät),
- Schwangerschaftserbrechen.

LEUKOZYTEN (Weiße Blutkörperchen)

Die vermehrte Ausscheidung von weißen Blutkörperchen im Harn ist ein wichtiger Hinweis für Entzündungen der Nieren und/ oder der Harnwege infolge bakterieller Infektion.

	Leukozyten
kontrollbedürftig	10 bis 20/µl Harn
krankhaft	über 20/µl Harn

Interpretation:

- Bei 30 bis 40 Prozent der Frauen lassen sich Leukozyten im Urin nachweisen (Ursache: Verunreinigung des Harns mit Scheidenflüssigkeit sowie häufigere Harnwegsinfekte).
- Besondere Bedeutung hat der Leukozytennachweis im Urin für die chronische Nierenbeckenentzündung, da sie häufig das einzige Zeichen zwischen den akuten Schüben ist.
- Vorsicht! Leukozyten lassen sich im Urin auch ohne bakterielle Infektion nachweisen bei:
  - Infektionen mit Trichomonaden, Viren, Pilzen,
  - Nierenfunktionsstörungen,
  - Vergiftungen,
  - Tumoren.

NITRIT

Die häufigsten Erreger von Harnwegsinfektionen - wie Escherichia coli - verwandeln das im Urin vorhandene Nitrat zu Nitrit. Damit ist der Nachweis von Nitrit ein indirekter Beweis für das Vorhandensein von Bakterien im Harn.
Diese Bestimmung ist sehr wichtig, da Harnwegsinfekte gerne auch auf die „Nieren schlagen" (Nierenbeckenentzündung) – und zwar in 20 bis 30 Prozent unbemerkt.
In diesen Fällen treten lediglich unspezifische Symptome auf wie Müdigkeit, Abgeschlagenheit, Kopfschmerzen, ungeklärtes Fieber oder Übelkeit.
Besonders anfällig für Nierenentzündungen sind Schwangere, Senioren, Diabetiker, Patienten mit Steinleiden, Männer mit Prostatavergrößerung.
Für die Nitritbestimmung ist zu beachten:

- am besten Morgenurin verwenden,
- normale gemüsehaltige Ernährung am Vortag,
- nicht während Antibiotikatherapie testen,
- falsch-negatives Ergebnis nach hohen Vitamin-C-Dosen.

Vorsorge

Sie alle kennen das alte Sprichwort: Vorbeugen ist besser als heilen.
Dieser Satz mag Ihnen abgenutzt erscheinen, aber er ist heute aktueller denn je. Denn in den letzten Jahren hat es einen enormen Wissenszuwachs gegeben über die Ursachen und Umstände, die zu den hauptsächlichen Erkrankungen unserer Zeit führen.

Dabei zeigte sich auch, dass zahlreiche Faktoren, welche die Entstehung von Krankheiten begünstigen, durch bestimmte Lebens- und Verhaltensweisen beeinflusst oder sogar ausgeschaltet werden können. Das heißt konkret: Jeder hat die Möglichkeit, seine Gesundheit aktiv zu fördern beziehungsweise Krankheiten hinauszuzögern oder sogar zu vermeiden. Auch Ärzte und Apotheker sehen ihre Aufgabe nicht nur darin, bereits eingetretene Erkrankungen zu lindern oder zu heilen. Sie kümmern sich zunehmend darum, Veränderungen des Organismus, die letztlich in eine Erkrankung münden, vorzubeugen oder zu korrigieren.

Diese unterschiedlichen Präventionsmaßnahmen haben zum Ziel, Gesunde und „noch Gesunde" (zum Beispiel Personen mit Risikofaktoren) vor einem Leben als Patient zu bewahren. Verfeinerte und spezialisierte diagnostische Möglichkeiten – allen voran der Labormedizin – haben diese Entwicklung entscheidend gefördert. Ihre Kosten werden teilweise auch von den Krankenkassen erstattet.

So haben Männer und Frauen ab dem vollendeten 35. Lebensjahr alle zwei Jahre Anspruch auf einen Gesundheits-Check zur Früherkennung von Herz-Kreislauf- und Nierenerkrankungen sowie Diabetes mellitus. Dieser „Check-up 35" umfasst neben Befragung (Eigen-, Familien-, und Sozialanamnese) und klinischen Untersuchungen (Ganzkörperstatus, Blutdruckmessung) auch Laboruntersuchungen. Gemessen werden dabei Gesamtcholesterin und Glucose im Blut sowie Eiweiß, Glucose, Erythrozyten, Leukozyten und Nitrit im Urin. Danach berät der Arzt den Patienten in Abhängigkeit vom Ergebnis zur weiteren Lebensgestaltung, beziehungsweise schlägt eine weiterführende Diagnostik und Therapie vor. Da dieses Angebot jedoch nur ein Grobfilter ist, versucht man seit einigen Jahren Jahren, eine individuelle präventive Diagnostik zu entwickeln. Konkret geht es darum, alle relevanten Risikofaktoren zu erfassen, die nötig sind, um das Globalrisiko einer Erkrankung abzuschätzen.

Herz-Kreislauf-Erkrankungen

Dass Herz-Kreislauf-Erkrankungen (wie Herzinfarkt, Schlaganfall und andere

Gefäßerkrankungen) ein Hauptziel von Präventionskampagnen darstellen, belegen die statistischen Zahlen. Jedes Jahr sterben in Deutschland etwa 400 000 Menschen an den Folgen von kardiovaskulären Erkrankungen. Dies entspricht der Einwohnerzahl einer großen deutschen Stadt. Herz-Kreislauf-Erkrankungen stehen mit 48,2 Prozent mit weitem Abstand an der Spitze der Todesursachenstatistik. Zum Vergleich: Die zweite Stelle nehmen Krebserkrankungen mit 24,1 Prozent ein (215 000 Tote im Jahr 2003).

Inzwischen sind rund 20 Risikofaktoren bekannt, die mehr oder weniger ausgeprägt an der Entwicklung der Arteriosklerose und damit der Entstehung von Herz-Kreislauf-Erkrankungen beteiligt sind. Dazu gehören nicht veränderbare wie Alter, männliches Geschlecht, familiäre Belastung (genetische Prädisposition), aber auch veränderbare wie hohe Cholesterinspiegel, Übergewicht, Bluthochdruck, Diabetes mellitus, Zigarettenkonsum oder geringe körperliche Aktivität.

Das Gefährliche an der Arteriosklerose ist, dass es sich hierbei um eine Erkrankung handelt, die über Jahrzehnte unbemerkt verläuft bis zu einem fortgeschrittenen Stadium, in dem die ersten Symptome auftreten. Diese können sich äußern als koronare Herzkrankheit, Herzinfarkt, Schlaganfall oder sogar als plötzlicher Herztod.

Die frühzeitige Entdeckung dieses Leidens beruht grundsätzlich auf der Bestimmung von Risikofaktoren, deren Bedeutung sowohl durch klinische Beobachtungen als auch durch große Studien hinreichend gezeigt worden sind. Diese Risikofaktoren-Analyse erlaubt es, die Wahrscheinlichkeit für die Erkrankung im Einzelfall abzuschätzen.

Die Prävention wird allerdings nur verbessert, wenn ein Risikofaktor nicht allein betrachtet wird, sondern im Gesamtzusammenhang mit (eventuell) zusätzlich vorliegenden Risikofaktoren. Denn: Risikofaktoren addieren sich in ihrer negativen Auswirkung auf den Organismus nicht, sondern sie multiplizieren sich!

Labortechnisch reicht es demnach nicht aus, nur das Gesamtcholesterin zu messen (so wie es der Check-up-35 vorsieht), um eine Aussage über das Herzinfarktrisiko zu treffen. Um das Risiko fundiert beurteilen zu können, muss zusätzlich das Gesamt- und HDL-Cholesterin sowie die Triglyceride bestimmt werden, sodass das LDL-Cholesterin – der derzeit wichtigste therapeutische Zielwert – berechnet werden kann. Relevant für die Bestimmung des Herzinfarkt-Globalrisikos sind neben Alter und genetischer Disposition auch Aussagen über den Zigarettenkonsum sowie über Fettstoffwechselkrankheiten, Bluthochdruck und Diabetes.

Zielwerte für Cholesterin und Triglyceride

	ohne weitere Risikofaktoren	mit weiteren Risikofaktoren	bei Vorerkrankungen
Gesamtcholesterin	< 240 mg/dl	< 200 mg/dl	< 180 mg/dl
	< 6,2 mmol/l	< 5,2 mmol/l	< 4,7 mmol/l
LDL-Cholesterin	< 160 mg/dl	< 130 mg/dl	< 100 mg/dl
	< 4,1 mmol/l	< 3,4 mmol/l	< 2,6 mmol/l
Triglyceride	< 150 mg/dl	< 150 mg/dl	< 150 mg/dl
	< 1,7 mmol/l	< 1,7 mmol/l	< 1,7 mmol/l
HDL-Cholesterin	> 40 mg/dl	> 40 mg/dl	> 40 mg/dl
	> 1,0 mmol/l	> 1,0 mmol/l	> 1,0 mmol/l

Risikofaktoren: unter anderem Übergewicht, Rauchen, Bluthochdruck, Zuckerkrankheit, Herzkreislauferkrankung in der Familie, Alter

Vorerkrankungen: unter anderem Herzinfarkt, Schlaganfall, Angina pectoris

Gerade am Beispiel Cholesterin wird klar, wie wichtig diese Gesamtsicht für die Beurteilung eines Patienten ist. Nach den Ergebnissen der bisherigen Studien lässt sich durch eine Senkung des LDL-Cholesterins von 200 auf 150 mg/dl das Herzinfarktrisiko langfristig halbieren. Was dieser Gewinn wirklich wert ist, hängt aber davon ab, ob und in welchem Ausmaß noch andere Risikofaktoren vorliegen.

Aber: Nach den Ergebnissen der PROCAM-Studie weisen 15 Prozent der 40- bis 65-jährigen Herzinfarktpatienten einen Gesamtcholesterin-Spiegel von unter 200 mg/dl auf. Bei solchen Patienten werden fast immer besonders niedrige HDL-Cholesterinwerte bestimmt, oft in Kombination mit erhöhten Triglyceridwerten. Diese Patienten würden nicht als Risikopatienten erkannt, wenn nur das Gesamtcholesterin betrachtet würde.

Dies hat zur Folge, dass die Normalwerte von Laborparametern für Patienten mit mehreren Risikofaktoren strenger ausgelegt werden. Das bedeutet auch, dass der behandelnde Arzt zunächst das Gesamtrisiko des Patienten bestimmen muss, um dann im Einzelfall zuverlässig entscheiden zu können, ob ein bestimmter Wert normal ist oder ob er bereits ein leicht oder deutlich erhöhtes Risiko bedeutet. Danach richtet sich die Wahl der Therapie und ihre Intensität. Nicht zuletzt bestimmt das Gesamtrisiko auch die Zielwerte, die bei der Therapie angestrebt werden.

Übergewicht

Übergewicht ist weit mehr als nur ein optisches Problem. Diabetes mellitus Typ 2, Herzinfarkt, Schlaganfall und Nierenversagen ereignen sich deutlich häufiger als beim Normalgewichtigen. Überflüssige Pfunde wirken sich besonders ungünstig auf eine Reihe von Risikofaktoren aus:

- Sie erhöhen den Blutdruck im Durchschnitt um 2 mmHg pro Kilogramm Körpergewicht.
- Sie erhöhen die ungünstigen LDL-Cholesterinwerte, die Triglyceride sowie die Harnsäure und vermindern das günstige HDL-Cholesterin.
- Sie begünstigen das Auftreten verschiedener Krebserkrankungen ebenso wie Gelenkerkrankungen.

Übergewicht wurde früher mithilfe einer einfachen Formel, dem Broca-Index angegeben. Dabei entspricht die Körpergröße in Zentimeter minus 100 dem Normalgewicht in Kilogramm (zum Beispiel 170 cm – 100 = 70 kg). Diese Werte werden heute – insbesondere für Frauen – als zu hoch angesehen. Daher bevorzugen die Fettforscher den komplizierteren Body-Mass-Index (BMI), auch Körpermassenzahl genannt. Er errechnet sich aus dem Gewicht geteilt durch das Quadrat der Körperlänge in Meter. Für einen 70 Kilogramm schweren und 1,72 Meter großen Menschen bedeutet dies:
70 : (1,72 x 1,72) = 23,7. Die WHO unter-

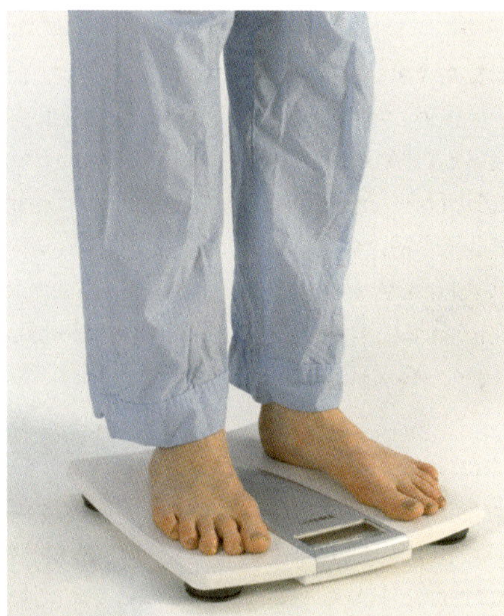

Für viele kein guter Start in den Tag: der morgentliche Frust, wenn die Waage mal wieder mehr anzeigt als erwartet.

scheidet folgende Kategorien zur Körpermassenzahl beim 20-jährigen Erwachsenen:

Kategorie	BMI kg/m²
kritisches Untergewicht	unter 16
Untergewicht	16 bis 18,4
Normalgewicht	18,5 bis 24,9
Übergewicht	25 bis 29,9
Adipositas Grad I	30 bis 34,9
Adipositas Grad II	35 bis 39,9
Adipositas Grad III	über 40

Kritik: Der BMI ist insofern ungenau, dass er nur das Gesamtgewicht berücksichtigt und Fett- oder Muskelanteil des Körpers nicht einfließen. Er erlaubt daher keinen Schluss, ob jemand tatsächlich übergewichtig oder aber muskulös ist.

Mit dem Alter ändern sich die BMI-Idealwerte leicht:

Alter	BMI-Idealwert
19 bis 24 Jahre	19 bis 24
25 bis 34 Jahre	20 bis 25
35 bis 44 Jahre	21 bis 26
45 bis 54 Jahre	22 bis 27
55 bis 64 Jahre	23 bis 28
über 64 Jahre	24 bis 29

Abnehmen: Eine wichtige Voraussetzung für die erfolgreiche Gewichtsabnahme ist die Festlegung des individuellen Zielgewichtes. Je höher das Ausgangsgewicht, umso deutlicher sollten die Pfunde purzeln. Wesentlich ist jedoch, dass die angestrebte Kilogramm-Marke realistisch ist und in überschaubarer Zeit erreicht werden kann. Dabei müssen die Ess- und Trinkgewohnheiten ebenso wie die körperliche Aktivität überdacht und dauerhaft geändert werden. Fazit: Abnehmen ist eine Art Ausdauertraining. Trotz medikamentöser Hilfen („Fettpillen"), die im Handel angeboten werden, ist eine einfache und bequeme Lösung für eine Gewichtsreduktion nicht in Sicht.

Taillenumfang

Übergewichtige müssen umdenken: Nicht das Körpergewicht allein, sondern vor allem die Verteilung des Körperfetts beeinflusst das Risiko für einen Herzinfarkt oder Schlaganfall. Es reicht deshalb nicht aus, nur den Body-Mass-Index (siehe Seite 77) zu bestimmen. In wissenschaftlichen Studien konnte gezeigt werden, dass das innere Bauchfett im direkten Zusammenhang mit Herz-Kreislauf-Erkrankungen steht. Eine Messung des Taillenumfangs gilt als einfachste Möglichkeit, um die Menge des Fetts im Bauchraum zu bestimmen.
Dieses so genannte viszerale Fett umgibt die Organe und verhält sich sehr stoffwechselaktiv: Es produziert unter anderem Fettsäuren, die den gesamten Fettstoffwechsel stören. Die Folge: Das schützende HDL-Cholesterin sinkt, LDL-Cholesterin- und Triglycerid-Konzentration steigen und erhöhen das Risiko für Herz-Kreislauf-Erkrankungen. Außerdem kommt es zu erhöhten Blutzuckerwerten und Bluthochdruck. Ein hoher Taillenumfang gehört deshalb zu den Kennzeichen eines metabolischen Syndroms.

Wie man richtig misst: Gemessen wird im Stehen und mit freiem Oberkörper, das Maßband wird in gerader Linie in der Mitte zwischen dem unteren Rippenbogen und dem Beckenkamm herumgeführt, der Taillenumfang wird in leicht ausgeatmetem Zustand bestimmt. Der untere Rippenbogen bezeichnet die tiefste Stelle der Rippen und der Beckenkamm den höchsten Punkt des Beckenknochens. Beide lassen sich an der Seite des Körpers ertasten.

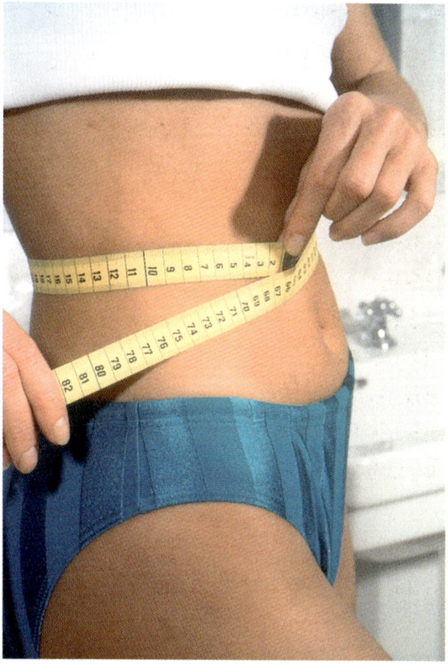

Der Umfang der Taille liefert einen Anhaltspunkt, wie hoch das Risiko für einen Herzinfarkt oder Schlaganfall ist.

Taillenumfang	mäßig erhöhtes Risiko	deutlich erhöhtes Risiko
Männer	über 94 cm	über 102 cm
Frauen	über 80 cm	über 88 cm

Ein Taillenumfang über 88 cm bei Frauen und über 102 cm bei Männern sollte Anlass sein, fünf bis zehn Prozent Gewicht abzunehmen.

Bluthochdruck

Der Bluthochdruck (Hypertonie) ist die häufigste Erkrankung in den Industrieländern: Etwa jeder Vierte ist davon betroffen. Dennoch sind 60 Prozent der männlichen und 40 Prozent der weiblichen Hypertoniker unbehandelt. Dann aber sind Folgeschäden der Nieren, des Gehirns, der Gefäße und des Herzens vorprogrammiert – wobei die Gefährdung mit der Höhe des Blutdrucks zunimmt. Das Erkrankungsrisiko potenziert sich sogar, wenn andere Risikofaktoren hinzukommen.

Klassifizierung des Blutdrucks

	systolischer Druck (mmHg)	diastolischer Druck (mmHg)
optimal	< 120	< 80
normal	< 130	< 85
noch normal	130 bis 139 oder	85 bis 89
Hypertonie		
Stadium 1 (leicht)	140 bis 159 oder	90 bis 99
Stadium 2 (mittelschwer)	160 bis 179 oder	100 bis 109
Stadium 3 (schwer)	> 180 oder	> 110
hypertensive Krise (akutes Ereignis)		
hypertensiver Notfall	210 bis 240 und lebensbedrohliche Organkomplikation	110 bis 140

- Das Tückische am Bluthochdruck ist, dass er im Anfangsstadium im Allgemeinen keine Beschwerden verursacht. Gelegentlich kommt es zu Kopfschmerzen oder Müdigkeit, was man jedoch auch auf andere Ursachen zurückführen kann. So wird der Bluthochdruck meist zufällig bei einem Arztbesuch entdeckt. Gerade das frühzeitige Erkennen und eine anschließende konsequente Behandlung des Bluthochdrucks sind jedoch sehr wichtig, um sich vor Folgeerkrankungen und Schäden an den Organen zu schützen.
- Vorraussetzung für die Diagnose und Beurteilung einer Hypertonie sind mindestens dreimalige Blutdruckmessungen an zwei verschiedenen Tagen. Dabei soll der Blutdruck im Sitzen oder Liegen unter Ruhebedingungen gemessen werden.
- Bei Blutdruckwerten von systolisch 140 bis 160 mmHg und diastolisch 90 bis 95 mmHg sind Kontrollmessungen innerhalb von ein bis sechs Monaten notwendig, bevor eine Klassifizierung („leichte Hypertonie") erfolgen kann. Etwa 20 Prozent aller Erwachsenen haben bei Gelegenheitsmessungen solche Werte. Wie sich diese weiter entwickeln, ist im Einzelfall nicht vorhersehbar.
- Besonders muss dabei auf den diastolischen, also unteren Wert geachtet werden. Er sollte die 90 nicht überschreiten. Wird der Wert bei verschiedenen Messungen überschritten und liegt er im Bereich von 91 bis 95, so spricht man von einer Grenzwerthypertonie. Eine milde Hypertonie liegt im Bereich zwischen 96 und 104 mmHg.
- Bei leichter Hypertonie und keinen weiteren Risikofaktoren wird man zunächst versuchen, den Blutdruck durch Allgemeinmaßnahmen in den Griff zu bekommen (Regulation von Übergewicht, Alkohol- und Salzkonsum, körperliche Aktivität, Abbau von Stressfaktoren und Nikotinkonsum).
- Bei Patienten mit weiteren Risikofaktoren kann – nach individueller Beurteilung – jedoch bereits eine medikamentöse Therapie nötig sein.
- Im Allgemeinen steigen die Blutdruckwerte mit zunehmendem Lebensalter; dies betrifft jedoch hauptsächlich den systolischen, also oberen Wert, da die Arterienwände ihre Elastizität verlieren.
- Für Diabetiker wurde der Zielwert einer blutdrucksenkenden Therapie sogar niedriger gesetzt. Er beträgt 130/85 mmHg – oder individuell so tief, wie der Patient damit zurechtkommt.
- Bluthochdruck ist nicht heilbar, sondern eine lebenslange Krankheit. Wenn man bei den Selbstmessungen unter der Behandlung gute Blutdruckwerte von unter 140/90 mm Hg erzielt, sollte man nicht den Fehler machen, die Medikamente abzusetzen. Denn blutdrucksenkende Mittel können natürlich nur wirken, wenn sie eingenommen werden.
- Jede Form von Bluthochdruck lässt sich heute sehr gut behandeln. Oft ist dazu allerdings eine Kombinationstherapie mit mehreren Medikamenten notwendig.

Ganz unabhängig von der Auswahl eines blutdrucksenkenden Medikaments zahlt sich bei Hochdruckpatienten das Ringen um jeden mmHg aus. In einer Übersichtsarbeit zu diesem Thema verglich die „Blood Pressure Lowering Treatment Trialists Collaboration" (BPLTTC) die Daten von mehr als 20 000 Patienten. Das Fazit daraus: Eine Differenz von 4 mmHg systolisch und 3 mmHg diastolisch schlug in einer deutlichen Risikoreduktion kardiovaskulärer Komplikationen zu Buche. Allein dadurch verminderte sich das relative Risiko für einen Schlaganfall um 23 Prozent, für ein Ereignis an den Herzkranzgefäßen um 15 Prozent und für eine Herzinsuffizienz um 16 Prozent. Im Hinblick auf die Gesamtsterblichkeit ergab sich eine Risikoreduktion um 14 Prozent.

Rauchen

20 Prozent aller Todesfälle müssen dem Konsum von Tabakprodukten zugeschrieben werden. An erster Stelle der zugrunde liegenden Erkrankungen stehen beim Erwachsenen der Lungenkrebs (Bronchialkarzinom), gefolgt von Herz-Kreislauf-Erkrankungen (30 Prozent der Todesfälle infolge Herz- und Gefäßerkrankungen werden durch Zigarettenrauchen verursacht) und den chronischen Atemwegserkrankungen.

- Hinsichtlich des Risikos macht es keinen Unterschied, ob man Filterzigaretten oder filterlose Zigaretten raucht; aber es spielt eine Rolle, wie viel Nikotin aufgenommen wird.
- Während ein Raucher, der 20 Zigaretten pro Tag raucht, ein etwa doppelt so hohes Risiko hat wie ein Nichtraucher, ist es bei 40 Zigaretten pro Tag um das Dreifache gesteigert.
- Die Auswirkungen des Rauchens werden noch verstärkt, wenn der Betreffende zusätzlich an Bluthochdruck und Fettstoffwechselstörungen leidet – was bei Rauchern häufiger der Fall ist als bei Nichtrauchern.
- Das Aufgeben des Rauchens reduziert das Herz-Kreislauf-Risiko bis ins hohe Alter wirksam. Dabei vermindert sich das Risiko kontinuierlich Jahr um Jahr. Ex-Raucher, die 15 Jahre nicht mehr geraucht haben, weisen kein höheres Herzinfarktrisiko mehr auf als Nichtraucher.
- Mit Sorge beobachten die Experten, dass immer mehr Frauen rauchen (vor allem jüngere und berufstätige). Ihr Anteil ist in einigen Ländern bereits höher als der Anteil der Männer vergleichbaren Alters. Damit steigt auch das Risiko für ungeborene Kinder sowie Neugeborene, Säuglinge und Kleinkinder, durch die Inhaltsstoffe des Tabakrauches gesundheitlich gefährdet zu werden. So haben Kinder von rauchenden Müttern ein höheres Krebsrisiko.

Metabolisches Syndrom

Das metabolische Syndrom gilt als wichtige Ursache für kardiovaskuläre Erkrankungen und Typ-2-Diabetes, ist aber für Ärzte schwer fassbar. Denn das metabolische Syndrom ist keine Krankheit, die sich auf eine Ursache zurückführen ließe wie zum Beispiel die Fehlfunktion eines Organs oder ein Stoffwechseldefekt. Es kann auch nicht wie Diabetes und Bluthochdruck durch einen Parameter (etwa Blutzucker oder Blutdruck) definiert werden. Das metabolische Syndrom ist vielmehr eine Ansammlung von Risikofaktoren, die von verschiedenen Experten unterschiedlich bewertet wurde. Nach Meinung des amerikanischen Expertengremiums „Adult Treatment Panel III" liegt ein metabolisches Syndrom vor, wenn drei der fünf folgenden Kriterien erfüllt sind:

1) eine abdominale Adipositas (Taillenumfang von über 102 cm bei Männern und von über 88 cm bei Frauen),
2) erhöhte Triglyceridwerte (über 150 mg/dl) beziehungsweise eine bereits eingeleitete medikamentöse Behandlung zur Absenkung der Triglyceride,
3) ein vermindertes HDL-Cholesterin (bei Männern unter 40 mg/dl und bei Frauen unter 50 mg/dl) oder eine bereits eingeleitete medikamentöse Behandlung zur Anhebung des HDL-Cholesterins,
4) Bluthochdruck (über 130/85 mmHg) oder ein bereits behandelter Bluthochdruck,
5) Diabetes mellitus: Ein Nüchternblutzucker von über 110 mg/dl (6,1 mmol/l) beziehungsweise eine medikamentöse Behandlung des Diabetes.

Diabetes mellitus (und Prädiabetes)

Der Diabetes mellitus ist eine Stoffwechselerkrankung, bei der die Zuckerverwertung im Organismus gestört ist. Ein zu hoher Gehalt an Zucker im Blut (Hyperglykämie) ist das auffälligste Zeichen dieser Stoffwechselstörung. Es handelt sich um eine chronische, also lebenslange Erkrankung, von der man zwei Hauptformen unterscheidet: Diabetes Typ 1 und Diabetes Typ 2. Im Prinzip sind dies zwei völlig verschiedene Krankheiten, die allerdings dieselbe Auswirkung haben: einen erhöhter Blutzuckerspiegel. Die Gesamtzahl der Diabetiker in Deutschland wird auf etwa sechs Millionen geschätzt. Rund 95 Prozent davon leiden unter Typ-2-Diabetes, nur fünf Prozent unter Typ-1-Diabetes. Beide Formen können familiär gehäuft vorkommen.

1) **Typ-1-Diabetes** gehört zu den Autoimmunerkrankungen und beginnt meist schon im Kindes- oder Jugendalter. Hierbei zerstören körpereigene Abwehrstoffe (Antikörper) über viele Jahre die insulinproduzierenden Zellen der Bauchspeicheldrüse. Ist ein bestimmtes Maß der

Schädigung erreicht, manifestiert sich die Erkrankung recht schnell – meist innerhalb weniger Wochen. Dies ist der klassische Insulinmangel-Diabetes.

2) Beim Typ-2-Diabetes produziert die Bauchspeicheldrüse zunächst genügend Insulin, aber der Einstrom des Blutzuckers in die Zellen der meisten Körperorgane (Muskulatur, Leber etc.) ist gestört. Diese verminderte Empfindlichkeit der Körperzellen für Insulin nennt man Insulinresistenz. Um diese Situation zu kompensieren, kurbelt die Bauchspeicheldrüse ihre Insulinproduktion an. Auf die Dauer kommt es jedoch zu einer Erschöpfung der insulinproduzierenden Zellen und zu einem Insulinmangel.

Der Typ-2-Diabetes macht sich meist nach dem 40. Lebensjahr erstmals bemerkbar und wurde deshalb früher auch als Altersdiabetes oder Alterszucker bezeichnet. Heute ist es jedoch keine typische Erkrankung des Erwachsenenalters mehr; immer häufiger leiden auch stark übergewichtige Jugendliche an dieser Stoffwechselstörung. Auslösende Faktoren sind fettreiche Kost, Übergewicht und Bewegungsmangel. Durch Gewichtskontrolle kann in vielen Fällen der Ausbruch der Krankheit vermieden oder zeitlich verschoben werden. Fachleute rechnen damit, dass die Zahl der Typ-2-Diabetiker in den nächsten Jahren noch weiter klettert, da immer mehr Menschen übergewichtig werden und gleichzeitig die durchschnittliche Lebenserwartung steigt.

Eine Vorstufe des Typ-2-Diabetes ist die so genannte pathologische Glucosetoleranz: Der Körper ist dann nicht mehr in der Lage, Kohlenhydrate richtig zu verwerten. Die pathologische Glucosetoleranz ist häufig von Übergewicht, Bluthochdruck, erhöhten Blutfett- und Harnsäurewerten begleitet. Diese Symptome bzw. Erkrankungen werden unter dem Begriff „Metabolisches Syndrom" zusammengefasst. Die Tatsache, dass bei vielen neudiagnostizierten Typ-2-Diabetikern bereits Folgeerkrankungen vorliegen (40 Prozent Gefäßveränderungen, 40 Prozent Nierenschäden, 15 Prozent Augenveränderungen, 50 Prozent erhöhte Triglyceride, 50 Prozent Bluthochdruck), deutet darauf hin, dass sich schon die Vorstufe (Metabolisches Syndrom) schädigend auf Gefäße und Organe auswirkt. Infolgedessen stellt die Zahl der Typ-2-Diabetiker nur die Spitze des Eisbergs dar. Bei einer wesentlich größeren Zahl von Patienten ist die Erkrankung noch unentdeckt.

- Zurzeit wird der Typ-2-Diabetes, da er lange Zeit keine Beschwerden verursacht, in den meisten Fällen rund sieben Jahre zu spät bemerkt. Etwa die Hälfte der Patienten weist dann schon Folgeschäden auf.
- Nach neuesten Erkenntnissen ist vor allem der Blutzuckerwert nach dem Essen wichtig bezüglich der rechtzeitigen Diagnose und Prognose der Erkrankung. In

Europa weisen rund 22 Prozent aller Erwachsenen erhöhte Blutzuckerwerte nach Mahlzeiten auf. Nur etwa fünf Prozent von ihnen gelten als Diabetiker.

- Die Erfahrung lehrt, dass Diabetiker zu fettreich essen; stattdessen verzichten sie häufig auf Speisen, die Kohlenhydrate und Ballaststoffe enthalten – in der Annahme, auf diese Weise den Blutzucker niedrig zu halten.
- In Produkten, die speziell für Diabetiker in den Handel gebracht werden (wie Diabetiker-Schokolade), erkennen die Fachgesellschaften keinen besonderen Vorteil, da der Fett- und Kaloriengehalt immer noch hoch ist.
- Diabetesdiät bedeutet für den Betroffenen heute nur noch geringe Einschränkungen; Genuss und Freude am Essen sollte und kann auch für den Diabetiker an der Tagesordnung sein.
- Liegen bei einem Diabetiker zusätzlich andere Risikofaktoren (Bluthochdruck, Fettstoffwechselstörung, Rauchen etc.) vor, dann erhöht sich sein Gesundheitsrisiko nicht additiv, sondern es potenziert sich sogar!
- Ein Suchtest sollte auf jeden Fall durchgeführt werden bei Personen, deren Eltern oder Geschwister an Diabetes erkrankt sind (familiäre Belastung), bei erhöhten Fettstoffwechselwerten, Übergewicht und/oder Bluthochdruck.

3) Der **Schwangerschaftsdiabetes** zählt zu den häufigsten Erkrankungen in der Schwangerschaft. Er lässt sich bei etwa drei Prozent aller Schwangeren nachwei-

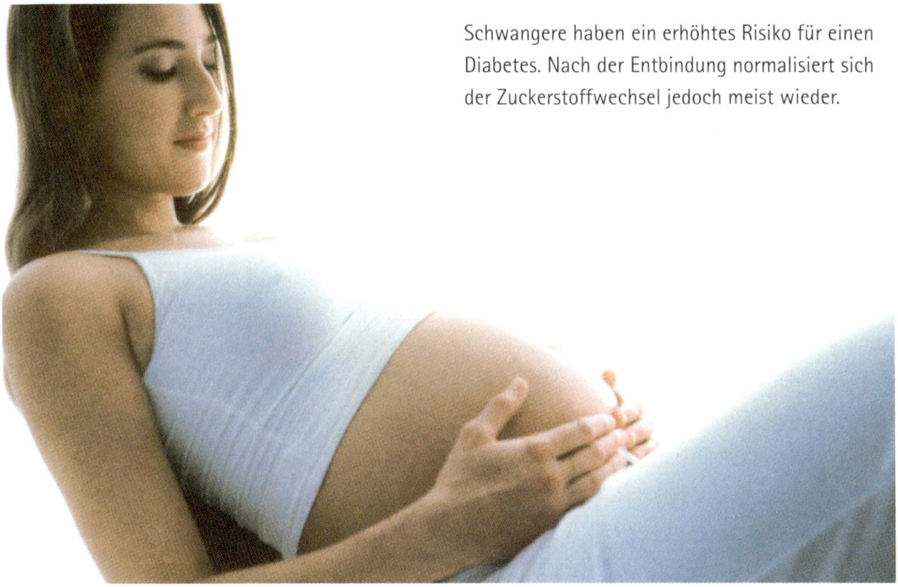

Schwangere haben ein erhöhtes Risiko für einen Diabetes. Nach der Entbindung normalisiert sich der Zuckerstoffwechsel jedoch meist wieder.

sen. Diese Form der Zuckerkrankheit wird erstmals während einer Schwangerschaft diagnostiziert und verschwindet meist nach der Geburt des Kindes. Das Risiko der Frauen, im weiteren Leben einen Diabetes vom Typ 1 oder 2 zu entwickeln, ist jedoch stark erhöht.
Bisher ist nicht bekannt, wie sich ein Schwangerschaftsdiabetes verhindern lässt. Eine konsequente Behandlung kann jedoch Komplikationen beim Kind verhindern. Liegen bei der Schwangeren bestimmte Risikofaktoren vor (Alter über 30 Jahre, Übergewicht, Zucker im Urin, Bluthochdruck, Vorkommen von Diabetes in der Familie), wird in der 24. bis 28. Schwangerschaftswoche ein Blutzuckertest durchgeführt. Dabei wird eine Stunde nach Gabe von 50 Gramm Traubenzucker bei der Schwangeren der Blutzucker gemessen.

4) Sekundärer Diabetes: Hierbei ist die Zuckerkrankheit ein Symptom einer anderen zugrunde liegenden Erkrankung. Dazu zählen:

- **Erkrankungen der Bauchspeicheldrüse:** Chronische Entzündungen oder Tumoren. Ein Diabetes entwickelt sich erst, wenn etwa 90 Prozent der insulinproduzierenden Zellen zerstört sind.
- **Erkrankungen mit vermehrter Hormonproduktion von:**
  - Kortisol beim Cushing-Syndrom,
  - Wachstumshormon bei Akromegalie oder
  - Schilddrüsenhormonen bei Schilddrüsenüberfunktion.
- **Langjährige Medikamenteneinnahme:** zum Beispiel Kortison oder wassertreibende Medikamente (Diuretika).

Darmkrebs

Blut im Stuhl ist der markanteste – und in vielen Fällen frühzeitige – Hinweis auf eine Darmkrebserkrankung. Dabei ist zu beachten: Hellrote Auflagerungen auf dem Stuhl stammen von Blutungen aus dem unteren Darmabschnitt (zum Beispiel von Hämorrhoiden) oder von stärkeren Blutungen aus höheren Darmbereichen. Schwarzer Stuhl (Teerstuhl) entsteht durch Blutungen im oberen Magen-Darm-Trakt. Häufig ist das Blut jedoch nicht mit bloßem Auge sichtbar, diese Blutbeimengungen sind versteckt (okkult).
Tests für den Nachweis von okkultem Blut im Stuhl basieren auf unterschiedlichen Methoden. Einerseits nutzt man die chemische Reaktionsfähigkeit des Hämoglobins, anderseits werden immunologische Reaktionen angewendet, um Hämoglobin oder Albumin nachzuweisen. Während sich diese Tests einzig auf das Nachweisen von Blut konzentrieren, suchen neuere Tests nach einem Enzym (Tumor M2-PK), das für die Regulation des Tumorstoffwechsels im menschlichen Körper entscheidend ist.

Beim Test auf verstecktes Blut wird an drei aufeinander folgenden Tagen eine kleine Menge Stuhl auf das entsprechende Feld eines Testbriefchens aufgetragen und dem Arzt übergeben. Dabei ist zu beachten, dass drei Tage vor und während der Untersuchung keine Mahlzeiten mit nennenswerten Mengen an tierischem Blut verzehrt werden (zum Beispiel Blutwurst, Tartar, rohe Steaks), da ansonsten das Ergebnis verfälscht wird.

Noch effektiver in der Prävention ist die Darmspiegelung (Koloskopie), sodass die Deutsche Gesellschaft für Verdauung und Stoffwechsel die Vorsorge-Koloskopie auch ohne Beschwerden empfiehlt. Diese gehört zum normalen Leistungskatalog der gesetzlichen Krankenkassen. Demnach hat jeder Versicherte vom 50. bis zum 55. Lebensjahr Anspruch auf eine jährliche Stuhluntersuchung (siehe oben) und ab dem 56. Lebensjahr zweimal im Abstand von zehn Jahren Anspruch auf eine Darmspiegelung.

Unabhängig von diesem Zeitschema sollten sich einer Darmspiegelung Personen unterziehen, in deren Familie Verwandte ersten Grades (Eltern, Kinder) an Darmkrebs erkrankt sind/waren oder Polypen im Darm haben/hatten. Durch diese intensivierte Darmkrebsvorsorge kann das Risiko, an Darmkrebs zu sterben, nach Schätzungen um mehr als 80 Prozent vermindert werden.

Gentest

Ein Gen ist eine Einheit des Erbgutes. Auf den 46 Chromosomen des Menschen liegen 32 000 Gene wie Glieder einer Kette aneinander gereiht. In ihrer Abfolge sind sämtliche Informationen gespeichert, die zum Bau und Betrieb des menschlichen Körpers benötigt werden. Als Gentests (DNA-Analysen, DNA-Tests) werden molekularbiologische Verfahren bezeichnet, die das Erbgut untersuchen. Dabei kann es sich um eine diagnostische Frage handeln, die Aufklärung der genetischen Grundlagen einer bestehenden Krankheit oder um die Untersuchung, ob die Person für eine bestimmte Krankheit anfällig ist. Da DNA-Analysen einem genetischen Fingerabdruck entsprechen, werden sie auch für Identitäts- und Verwandtschaftsfragen (Vaterschaftstest) verwendet. Es existiert derzeit allerdings kein Gentest, der – wie vielfach befürchtet – die Gesamtheit des Erbguts auf alle möglichen Veränderungen hin beurteilt.

Für einen Gentest benötigt man meist eine Blutprobe. Für manche Tests reichen jedoch einzelne Zellen der Mundschleimhaut (aus Mundspülwasser oder Abstrichen der Wangenschleimhaut) aus. In der vorgeburtlichen Diagnostik werden Zellen des Ungeborenen aus dem Fruchtwasser oder einer Zellschicht der Frühform der Gebärmutter, den so genannten Chorionzotten, gewonnen.

Bei einem Gentest werden Daten erhoben, die den Kernbereich der Privatsphäre betreffen. Sie unterliegen daher strengsten datenschutzrechtlichen Bestimmungen (Test muss freiwillig sein, Untersuchungsmaterial und Ergebnis ist Eigentum des Patienten). DNA-Analysen, die Rückschlüsse auf Krankheiten erlauben oder genetische Defekte aufklären, die eventuell zu Krankheiten führen können, sind ethisch umstritten. Denn die gewonnenen Daten könnten der untersuchten Person zum Nachteil gereichen (Krankenversicherung, Arbeitgeber).

Gentest auf Brustkrebs

Die erbliche Veranlagung für Brust- und/oder Eierstockkrebs beruht in vielen Familien auf Veränderungen (Mutationen) in den Brustkrebsgenen BRCA 1 und BRCA 2. Beide Gene regulieren das Zellwachstum. Sind die Erbabschnitte BRCA 1 und BRCA 2 verändert, erfüllen die Gene nicht mehr ihre Aufgabe. Die Folge: Zellen vermehren sich unkontrolliert und Krebs kann entstehen.

Für die Entstehung von Brustkrebs sind zwei Mutationen verantwortlich: Die erste Veränderung tritt in den BRCA-1- oder BRCA-2-Genen der Keimzellen auf. Die Mutation wird daher an die Nachkommen weitergegeben. Etwa die Hälfte der Kinder trägt das mutierte Gen dann in allen Körperzellen. Die Keimbahnmutation allein führt nicht zu einer Krebserkrankung, da in jeder Zelle noch ein normales BRCA-1- oder BRCA-2-Gen vom anderen Elternteil vorhanden ist. Erst wenn in einer Körperzelle auch dieses Gen mutiert ist, entsteht ein Tumor.

Die Wahrscheinlichkeit, dass die zweite Mutation auftritt, ist groß: Experen vermuten daher, dass viele der Frauen, die ein mutiertes BRCA-Gen geerbt haben, auch tatsächlich an Brustkrebs erkranken. Eine routinemäßige Suche nach diesem Gen wird in Deutschland jedoch zurzeit nicht durchgeführt.

Gynäkologische Vorsorgeuntersuchungen

Die Vorsorgeuntersuchung beim Frauenarzt dient der Früherkennung von Brust- und Gebärmutterhalskrebs. Daher sollte jede Frau ab dem 20. Lebensjahr einmal jährlich eine Vorsorgeuntersuchung wahrnehmen. Dabei wird vom Gebärmutterhals mit einem Stäbchen Zellmaterial für einen Abstrich gewonnen, der anschließend in einem Labor auf veränderte Zellen untersucht wird (PAP-Test). Mit einem speziellen Mikroskop (Koloskop) wird der äußere Muttermund betrachtet. Sollte sein Gewebe krankhaft verändert sein, können gleichzeitig Proben (Biopsien) entnommen werden. Durch Spezialabstriche ist es auch möglich, Infektionen mit Warzenviren (Humane Papillomviren = HPV) nachzuweisen.

Infektionen mit Papillomviren gehören zu den häufigsten sexuell übertragbaren Viruserkrankungen. Als Folge treten meist harmlose Hauterscheinungen auf. Es existieren aber auch Virustypen, die für die Entstehung von Gebärmutterhalskrebs (Zervixkarzinom) verantwortlich sind (HPV Typ 16 und 18). Die von ihnen verursachten Gewebeveränderungen können sich spontan zurückbilden, zu einem späteren Zeitpunkt erneut auftreten oder aber sich stetig zur Krebserkrankung entwickeln. Zur Früherkennung wird die jährliche Untersuchung des Schleimhautabstrichs empfohlen. Ist das Ergebnis nicht eindeutig, wird der PAP-Test innerhalb weniger Monate wiederholt.

Mithilfe dieser Vorsorgeuntersuchung konnte die Anzahl der Fälle von Gebärmutterhalskrebs mindestens halbiert werden. Trotz dieses Erfolgs gibt es eine Einschränkung: Fast jede dritte Frau mit höhergradigen Zellveränderungen wird beim PAP-Screening nicht entdeckt. Daher diskutiert man derzeit, ob sich nicht (stattdessen oder zusätzlich) der Nachweis von humanen Papillomviren Typ 16 und 18 als Vorsorgeuntersuchung eignet. Sein Vorteil ist, dass dieser Test unabhängig vom Untersucher und automatisierbar ist. Dies erleichtert eine Qualitätskontrolle. Bei unklarem PAP-Befund wird der HPV-Test bereits heute eingesetzt.

Was kann ich mit Prävention erreichen?

Trotz zahlreicher Präventionsprogramme sind in den letzten Jahren nicht weniger, sondern deutlich mehr Menschen an den beiden Haupttodesursachen (Herz-Kreislauf-Erkrankungen und Krebs) verstorben. Dieser Trend wird sich, so die Wissenschaftler, in Zukunft sogar noch verstärken. Nun werden Sie sich fragen, warum man denn auf das eine oder andere verzichten sollte, wenn man diese Erkrankungen letztlich doch nicht aufhalten kann.

Das ist im Prinzip richtig, die Frage ist nur, wann man erkrankt – also schon in jungen Jahren oder erst später, sodass man wertvolle Lebensjahre gewinnt. Je näher die Vorbeugung einen Menschen gesund an sein Maximalalter heranbringt, desto weniger Zeit bleibt für Krankheiten und Einschränkungen, die den Lebensabend verleiden.

Dass dies möglich ist, dafür gibt es sogar einen wissenschaftlichen Beweis. James Fries von der Stanford Universität in Kalifornien untersucht derzeit an 1 741 Studenten der 50er und 60er Jahre, ob sich ein gesunder Lebenswandel tatsächlich im Alter doppelt auszahlt, indem man später erkrankt und kürzer leidet. Zu Beginn hat er die Teilnehmer nach den Kriterien Rauchen, Übergewicht und Bewegungsmangel in Risikogruppen eingeteilt. Nun verfolgt er seit 1962, ab wann die Teilnehmer mit dem Alter Einschränkungen im Alltag hinnehmen.

Schon im Alter von 60 Jahren zeigten sich die ersten Unterschiede: Diejenigen mit dem ungünstigsten Risikoprofil (übergewichtige Raucher mit Bewegungsmangel) mussten doppelt so starke Einschränkungen im Alltag hinnehmen, wie diejenigen mit einem gesünderen Profil. Umgekehrt setzten erste spürbare Alterserscheinungen etwa sechs Jahre später ein (mit 73 statt 67).

Auch wenn Prävention an ihre Grenzen stößt, lohnen sich die Anstrengungen doch. Denn – nach Geoffrey Rose – „ist es besser, gesund zu sein als krank oder tot". Die Sehnsucht nach einfachen Lösungen für komplexe Probleme liegt in der Natur des Menschen – sei es in der Politik, in der Gesellschaft oder bezüglich der Gesundheit.

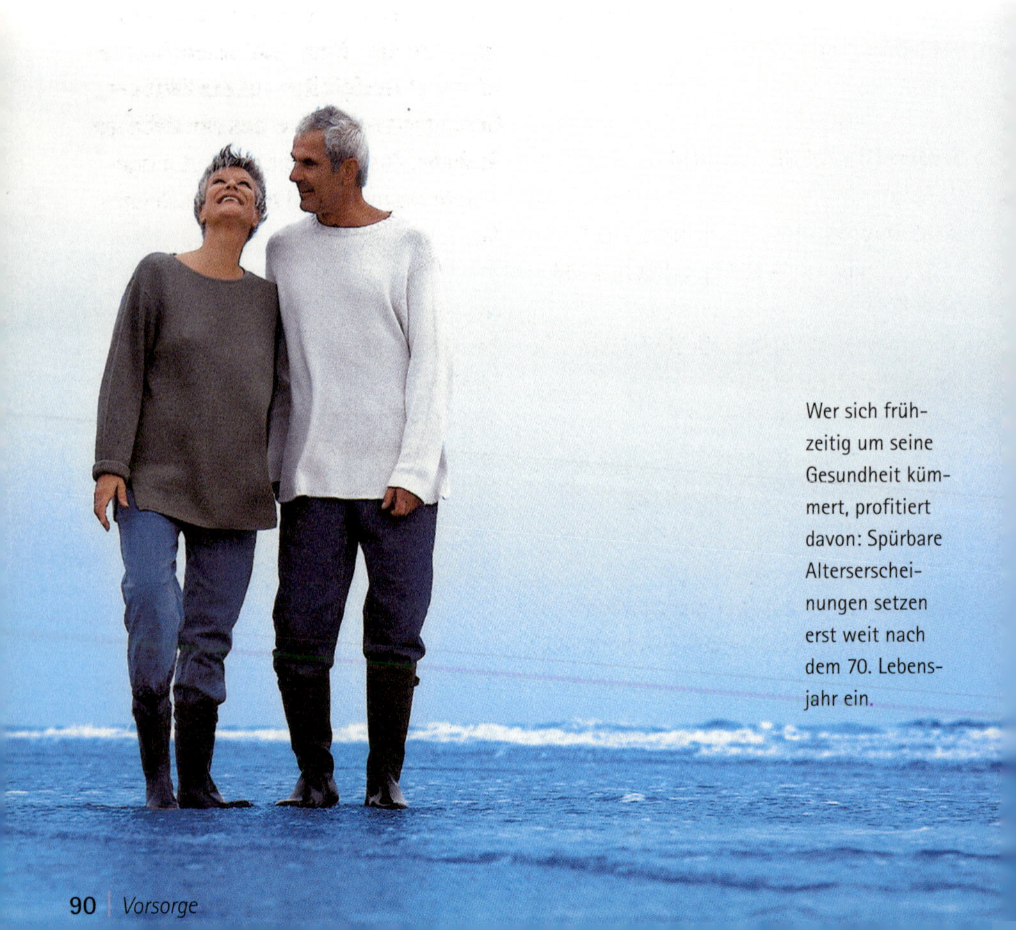

Wer sich frühzeitig um seine Gesundheit kümmert, profitiert davon: Spürbare Alterserscheinungen setzen erst weit nach dem 70. Lebensjahr ein.

Literatur und Internet

Fachliteratur:

„Innere Medizin 2006. Eine vorlesungsorientierte Darstellung", Dr. Gerd Herold, Bernhard-Falk-Straße 27, 50737 Köln.

„Labor und Diagnose", Lothar Thomas, TH-Books Verlagsgesellschaft mbH, Frankfurt/Main 2005.

„Laborwerte im Beratungsgespräch", Vera Zylka-Menhorn und Peter Findeisen, Govi-Verlag, Eschborn 2003.

Weiterführende Literatur:

„Blutdruck senken – der richtige Weg", Max Conradt, Govi-Verlag, Eshborn 2004

„Gicht im Griff", Herbert Gebler, Govi-Verlag, Eschborn 2000

„Kampf dem Cholesterin", Christiane Eckert-Lill, Govi-Verlag, Eschborn 2003

„Nährwerte einfach und übersichtlich", Tanja Schweig, Govi-Verlag, Eschborn 2002

Weiterführende Internet-Seiten:

www.gesundheitslexikon.de
Der Name spricht für sich:
Hier finden Sie fachkundige Gesundheitsinformationen von A bis Z zu Arzneimitteln, Krankheiten, Vorbeugung, Pflege, Wellness und weiteren Themengebieten.

www.nai.de
Der Internetauftritt der Apotheken-Kundenzeitschrift „Neue Apotheken Illustrierte" bietet Neuigkeiten aus der Welt der Gesundheit und Artikel aus der aktuellen Ausgabe. Zusätzlich gibt es dort ausgewählte Gesundheits-Checks mit Online-Auswertung.

www.netdoktor.de/laborwerte/index.shtml
Das Gesundheitsportal netdoktor.de präsentiert ein umfassendes Online-Nachschlagewerk zu Blutwerten.

Abkürzungen

Alb. = Albumin
ALT = Alanin-Aminotransferase
Amyl. = Amylase
AP = Alkalische Phosphatase
ASL = Anti-Streptolysin-Titer
AT 3 = Antithrombin 3
AST = Aspartat-Aminotransferase
Bili. = Bilirubin
BSG = Blutkörperchen-Senkungsgeschwindigkeit
BZ = Blutzucker
Ca = Calcium
CEA = Carcinogenes Embryonales Antigen
CHE = Cholinesterase
Chol. = Cholesterin
CK = Creatinkinase
CRP = C-reaktives Protein
Diff. BB = Differenzialblutbild
  Baso. = Basophile
  Eos. = Eosinophile
  Lymphos. = Lymphozyten
  Monos. = Monozyten
  Neutros. = Neutrophile
  Retikulos. = Retikulozyten
  Segment. = Segmentkernige
  Stab. = Stabkernige
EEP = Eiweiß-Elektrophorese
Erys. = Erythrozyten
Fe = Eisen
Fe-BK = Eisenbindungskapazität
fT3 = freies T3 (Schilddrüsenhormon)
fT4 = freies T4 (Schilddrüsenhormon)
GE = Gesamteiweiß
GGT = Gamma-Glutamyl-Transferase
GLDH = Glutamat-Dehydrogenase
GOT = Glutamat-Oxalacetat-Transferase
GPT = Glutamat-Pyruvat-Transaminase)
Harns. = Harnsäure
Harnst. = Harnstoff
Hb = Hämoglobin
HbA_{1c} = Glykosyliertes Hämoglobin
HDL = High Density Lipoprotein (HDL-Cholesterin)
Hk oder HKT = Hämatokrit
IgA = Immunglobulin A
IgG = Immunglobulin G
IgM = Immunglobulin M
K = Kalium
Krea. = Kreatinin
LDH = Laktatdehydrogenase
LDL = Low Density Lipoprotein (LDL-Cholesterin)
Leukos. = Leukozyten
Lip. = Lipase
MCH = Mittleres Korpuskuläres Hämoglobin
MCV = Mittleres Korpuskuläres Volumen
Mg = Magnesium
Na = Natrium
pCO_2 = Partialdruck von Kohlendioxid im Blut
pH = „Säurewert" des Blutes
pO_2 = Partialdruck von Sauerstoff im Blut
PTT = Partielle Thromboplastinzeit
PTZ = Plasmathrombinzeit, Quick-Wert
RF = Rheumafaktor
SP = Saure Phosphatase
Thrombos. = Thrombozyten
TPZ = Thromboplastinzeit, Quick-Wert
Transf. = Transferrin
Trigl. = Triglyceride
TSH = Thyreoidea-stimulierendes Hormon
ZVD = Zentraler Venendruck

Stichwortverzeichnis